GIMNASIA PARA EL REUMA

Mia Schmidt

Dr. Hans H. von Wimpffen (director)

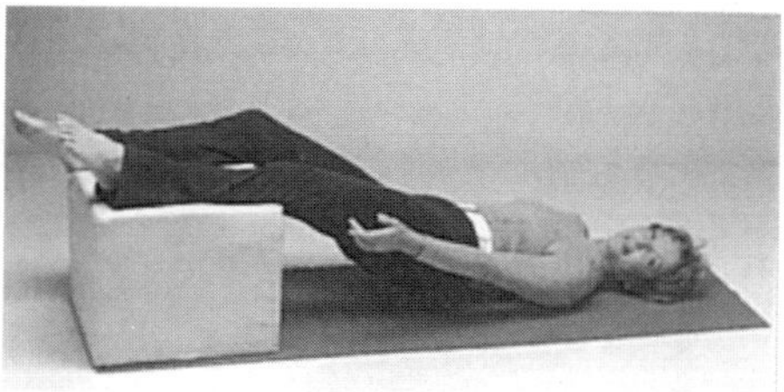

EDITORIAL PAIDOTRIBO

Título de la obra: Rheuma-gymnastik

Traducción: Cristina Halberstadt

Editorial Paidotribo
Consejo de Ciento, 245 bis, 1° 1ª
08011 Barcelona
Tel. 93 323 33 11 – Fax. 93 453 50 33
http: //www.paidotribo.com/
E-mail: paidotribo@paidotribo.com

Primera edición:
ISBN: 84-8019-445-6
D.L.: B-37.193-99
Fotocomposición: Editor Service, S.L.
Diagonal 299 – 08013 Barcelona
Impreso en España por A & M Gràfic

Índice

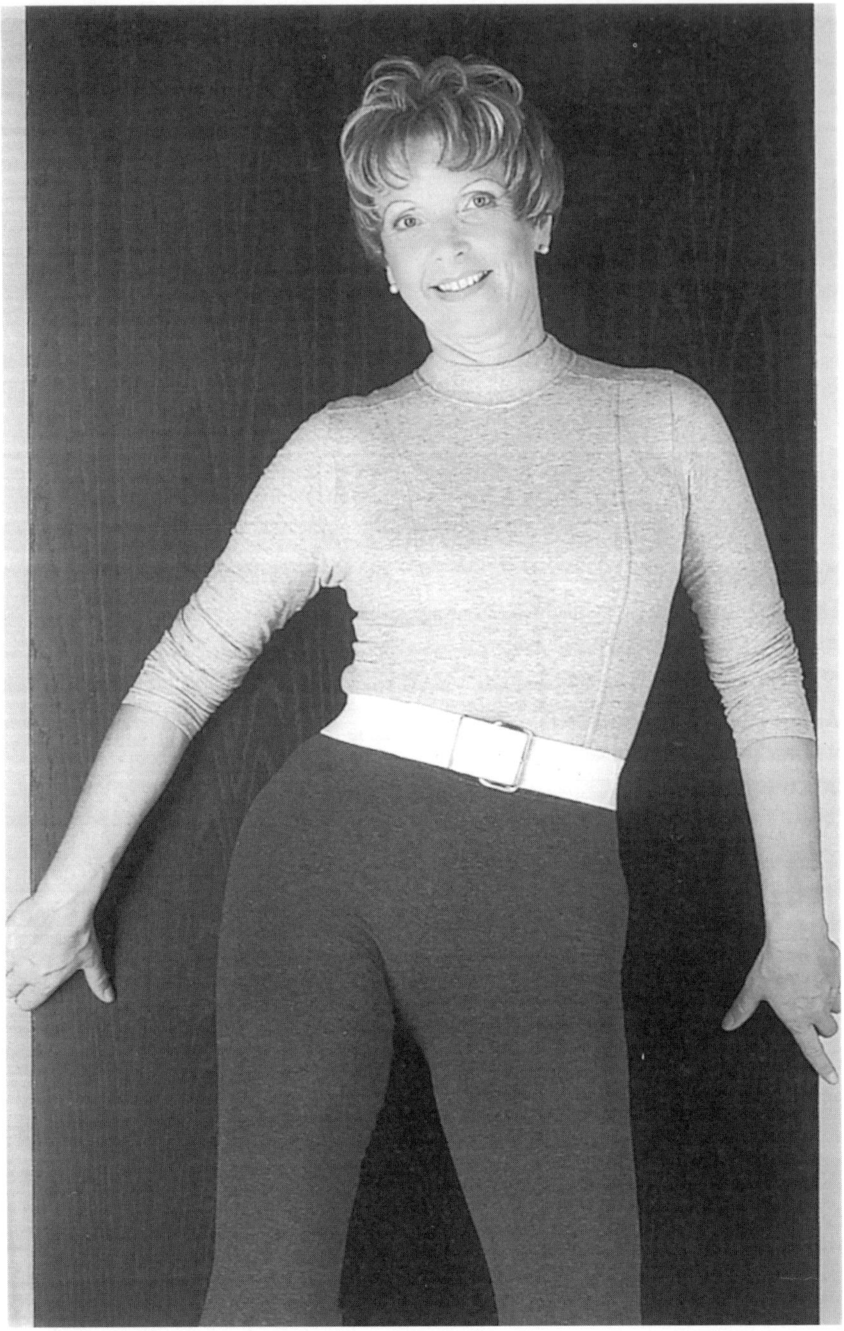

INTRODUCCIÓN

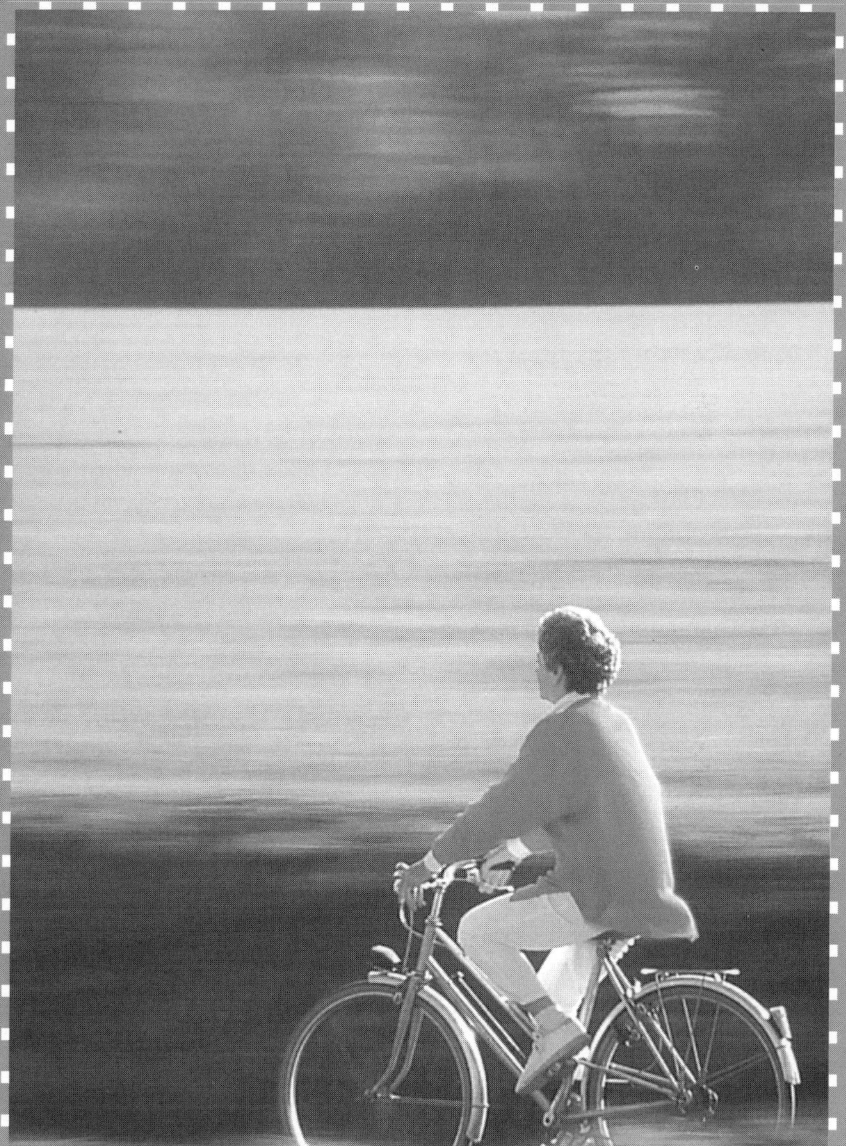

Reumatismo o reuma - ¿qué es?

Formas de manifestación del reuma

El concepto general "reumatismo" o "reuma" incluye determinadas enfermedades que afectan al aparato locomotor, tanto con respecto a las enfermedades de los huesos y las articulaciones como de tendones, ligamentos y músculos. Ya en tiempo de Hipócrates (alrededor del 400 a.C.) se denominaba el cuadro patológico como el "fluyente". Hoy en día se sigue discutiendo entre los especialistas qué enfermedades pueden considerarse de tipo reumático y cuáles no. Cuando el paciente acude al médico a causa de sus molestias de tipo reumático, debe establecerse primero si se trata de una enfermedad degenerativa, inflamatoria o no inflamatoria. Al principio aparecen siempre dolores, en combinación con inflamaciones y limitaciones de la movilidad. Además de ello, determinadas formas inflamatorias pueden afectar también a otros órganos internos, por ejemplo, el corazón.

El reuma es una de las principales enfermedades que afecta a la población europea: muchos millones de personas la presentan. No solamente conlleva intensos dolores y limitaciones de la movilidad, sino que con frecuencia es la causa de baja laboral, incapacidad laboral o jubilación anticipada.

Tipos de enfermedades reumáticas

El diagnóstico médico distingue tres tipos de posibles enfermedades reumáticas:

- reumatismo articular inflamatorio: artritis (también denominada poliartritis crónica)
- reumatismo articular de tipo degenerativo: artrosis
- reumatismo de las partes blandas

Artritis

Alrededor de un 7% de las enfermedades reumáticas están producidas por inflamaciones articulares, que afectan especialmente a las mujeres. Hasta el momento, la poliartritis crónica, la enfermedad más grave que puede afectar a todas las articulaciones, no puede curarse, en parte porque aún no se conocen

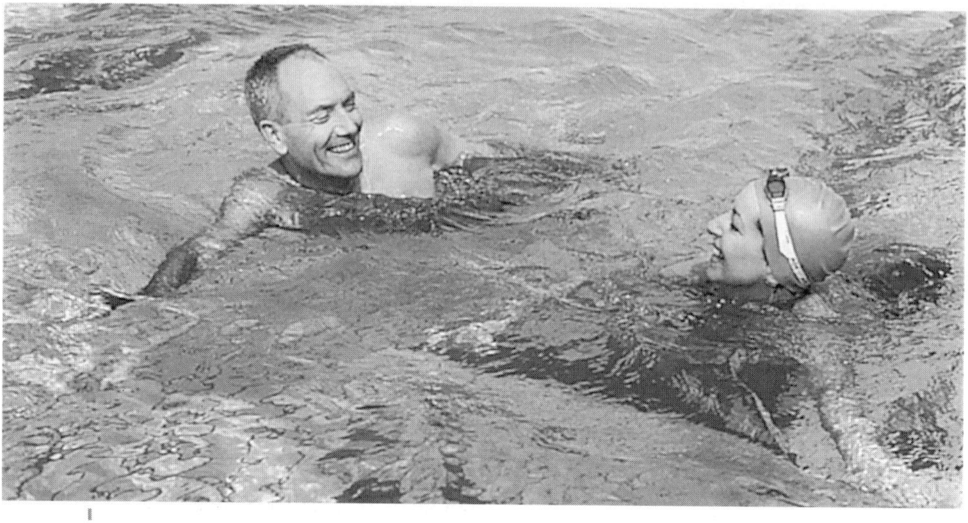

exactamente las causas que desencadenan la enfermedad. Sin embargo, la predisposición hereditaria, los trastornos del sistema inmunológico, el estrés y las cargas psíquicas pueden ser los factores que provocan esta enfermedad.

El proceso inflamatorio ataca a la membrana sinovial. La persona afectada lo percibe en forma de una hinchazón dolorosa de la articulación. Poco a poco, la inflamación se extiende al cartílago y a los huesos, afectando a la cápsula sinovial, a los ligamentos y tendones, destruyendo lentamente las articulaciones: se producen entonces limitaciones de la movilidad y, más tarde, también rigidez.

Artrosis

Aproximadamente el 40% de todas las enfermedades reumáticas son de tipo degenerativo. En vista del aumento de la esperanza de vida hay que contar con que cada persona sufrirá artrosis. La artrosis desgasta el cartílago y es producida, por ejemplo, por factores hereditarios, ejercicio deportivo incorrecto o inexistente, sobrepeso y desaxaciones articulares a causa de una estática corporal inadecuada.

El cartílago que recubre las superficies interiores de la articulación, protegiendo de esta forma el hueso y amortiguando los golpes que recaen sobre el mismo, envejece. Dado que el cartílago tiene que soportar constantemente cargas importantes, se desgasta, pierde gradualmente su elasticidad y, en consecuencia, también su función protectora. Cuando los huesos "desnudos" entran en fricción los dolores se vuelven insoportables. Este proceso de desgaste se acelera cuando se suman los factores antes mencionados.

Reumatismo de las partes blandas

Esta enfermedad daña las partes blandas de nuestro organismo, es decir, los tendones, las vainas tendinosas, los músculos y ligamentos. Uno de cada dos reumáticos sufre esta enfermedad. También los estados inflamatorios y no inflamatorios se encuentran entre estas enfermedades.

Las variantes típicas del reumatismo de partes blandas como el reumatismo muscular, las inflamaciones de las vainas tendinosas, las tendinitis y sinovitis son provocadas, con frecuencia, por las cargas incorrectas y el desgaste.

El exceso de trabajo, el frío y el estrés negativo pueden dar lugar a contracturas musculares muy dolorosas. En consecuencia, se producen lesiones permanentes y problemas funcionales. Fácilmente puede entrarse en un círculo vicioso cuando no se toman las medidas oportunas a tiempo.

Enfrentarse a la enfermedad

La calidad de vida de todos los reumáticos se ve afectada en mayor o menor medida por la enfermedad, pero sobre todo las personas que sufren una poliartritis crónica no sacan ningún provecho de sus quejas. Es mejor mantenerse activo, aprovechar las posibilidades de movimiento que quedan y desarrollar un plan de vida y de entrenamiento junto con el médico, el fisioterapeuta y el ergoterapeuta con el fin de mantener la capacidad de movimiento a un cierto nivel o incluso mejorarla. Con ello es posible dominar la enfermedad y evitar que ella nos domine, luchando, además, contra el aislamiento. Los grupos de autoayuda pueden ser de gran utilidad. Gracias al intercambio de experiencias con otros afectados aumenta la independencia de la enfermedad, el objetivo principal para hacer frente a la vida cotidiana, la ilusión por la vida se recupera.

Los programas de ejercicio mejoran la situación

Los enfermos de reuma obtienen un importante apoyo por medio de los programas de ejercicios, elaborados con un fin concreto y adecuados a cada situación individual. Aquel que se queda parado se oxida, ésta es la máxima. Un ejercicio correcto siempre es mejor para las articulaciones que la inmovilidad, ya que el aporte de oxígeno y nutrientes al cartílago solamente se produce si éste está en movimiento y es sometido a presión.

Las articulaciones inmovilizadas envejecen con mayor rapidez, la artrosis comienza más tempranamente. Lo mismo ocurre en el caso de la poliartritis crónica, ya que aquí la tendencia a las limitaciones de la movilidad y a los anquilosamientos es alta. La falta de movimiento puede significar la aceleración de la enfermedad, por tanto, el tratamiento basado en el movimiento es tan importante y la inmovilización tan perjudicial. Solamente en pocos casos excepcionales, los cuales deberá determinarlos el médico, se recomienda el descanso. Sin embargo, por regla general, el movimiento realizado de una forma correcta y regular, ayuda a hacer más llevadero el proceso de la enfermedad.

Medidas previas

- Defina junto con su médico, fisioterapeuta, ergoterapeuta, cuáles son las formas de movimiento más adecuadas para usted y cuáles son inadecuadas.
- Acepte su enfermedad. No se esconda usted y sus articulaciones deformadas.
- Encuentre un horario durante el día en el cual le sea más fácil hacer ejercicio.
- Informe a sus conocidos y familiares de este horario para que no le molesten.
- Deje sonar el teléfono.
- Procure tener una buena ventilación y una temperatura adecuada en su lugar de ejercicio.
- Póngase ropa cómoda, sin medias que entorpezcan el movimiento de los pies, y descarte los tejidos que acumulen el calor.
- Busque una posición en la cual pueda relajarse mejor.
- Prepare sus músculos antes del ejercicio mediante fricciones, amasamientos suaves, cepillados y balanceos acompasados. También un baño de pies caliente para los ejercicios posteriores relaja las contracturas.
- Procure mantener la mejor postura dentro de la línea ideal. Requiere una fuerza muscular mínima para poder estar de pie con equilibrio. (Al pasar de cabeza/1ª vértebra cervical, el centro de gravedad pasa por la 6ª vértebra cervical, la 9ª vértebra dorsal, la

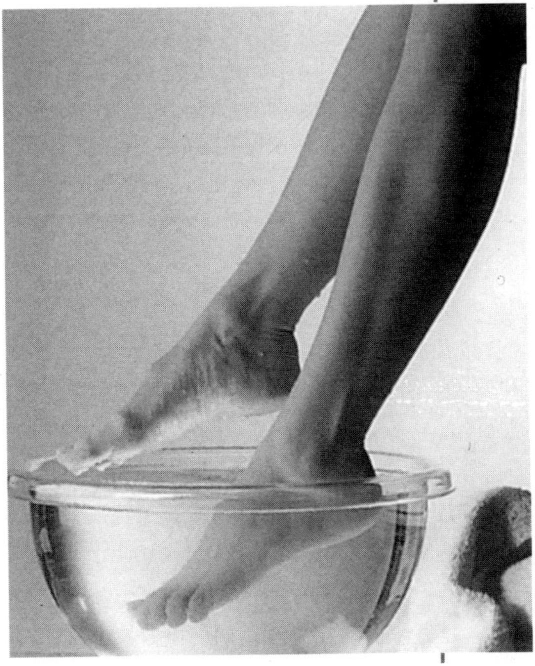

pelvis y la punta del coxis a través del centro de la articulación de la rodilla y el centro de la articulación del tobillo hasta el suelo.)

- Reconozca la columna vertebral como el eje longitudinal y, en ángulo recto con respecto a ella, las articulaciones de la cadera como eje horizontal.
- Cuando haga los ejercicios encuentre su ritmo personal y siga respirando regularmente.
- Diseñe su propio programa de entrenamiento utilizando las propuestas de ejercicio de este libro. Al cabo de unas semanas complete o cambie los ejercicios.
- No se limite y mantenga un determinado número de repeticiones. También puede aumentar este número.
- Comience en posición erguida o sentada siempre respirando 3 a 5 veces en profundidad.

Aspectos centrales de este libro

- El paso armonioso de una postura frecuente (sentada, andando) a otra.
- Posibilidades de movimiento para una actitud dinámica y que no perjudique las articulaciones.
- Modificaciones de las posturas que favorezcan las articulaciones (ponerse de pie, echarse, sentarse).
- La estabilización de las posturas.
- Los ejercicios para aumentar la movilidad, estirar, relajar, fortalecer, partiendo desde el centro del cuerpo bajando por las piernas y pies y subiendo por tronco, tórax y brazos.
- El aumento de la movilidad de las articulaciones de los dedos de pies y manos.
- El estiramiento y fortalecimiento de la musculatura.

APARTADO DE EJERCICIOS

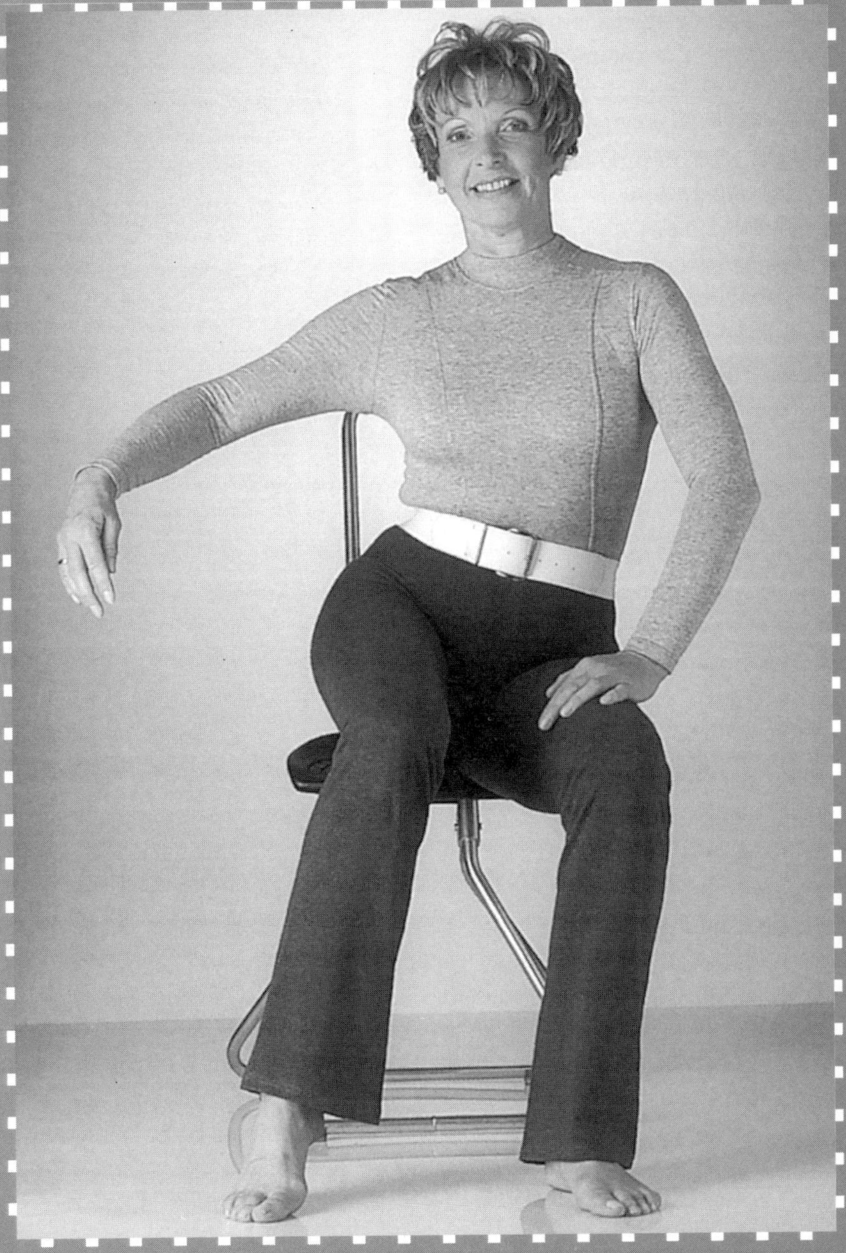

Flujo de movimiento – sentado, desde los dedos de los pies hasta la columna lumbar

Lo importante que es para la estática de nuestro cuerpo que los pies sean sometidos a una carga correcta se descubre cuando los desequilibrios musculares han provocado dolorosas limitaciones de la postura y movilidad. Lo que posiblemente se pasó por alto en el niño se toma venganza en la edad adulta, provocando la artrosis temprana. Sin embargo, nunca es tarde para rectificar, aunque haga falta mucha paciencia, una realización exacta de los ejercicios y un entrenamiento consecuente.

Obtendrá un buen control sobre las posiciones y los movimientos de los pies en posición sentada en una silla. Compruebe si esta postura es estable, si puede apoyar bien los muslos, la superficie de asiento no es demasiado pequeña o alta, que puede flexionar las piernas en ángulo recto (en la rodilla) (fig. 1).

- Mire por encima de sus rodillas las puntas de los pies que asoman por debajo. ¿Tapa su rodilla el dedo grande o el pequeño?
- Intente colocar las piernas de tal forma que cuando mire hacia abajo los dedos de sus pies "rodeen" la rodilla.

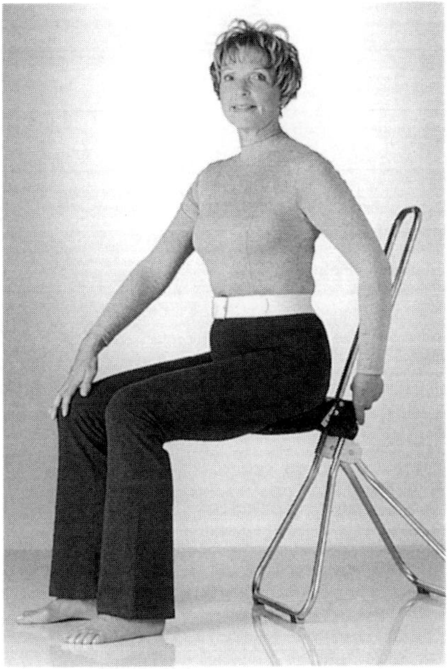

Figura 1

- Corrija de la misma forma la posición de la otra pierna y pie.
- Imagínese que debajo de la planta del pie tiene una piedra puntiaguda: con mucha energía contraiga los músculos de las plantas de sus pies, como una red. NO tenga en cuenta los dedos, sólo contraiga de forma rítmica y seguida las plantas de los pies y relájelas de nuevo. Practique con los dos pies de forma simultánea y/o alternativa.

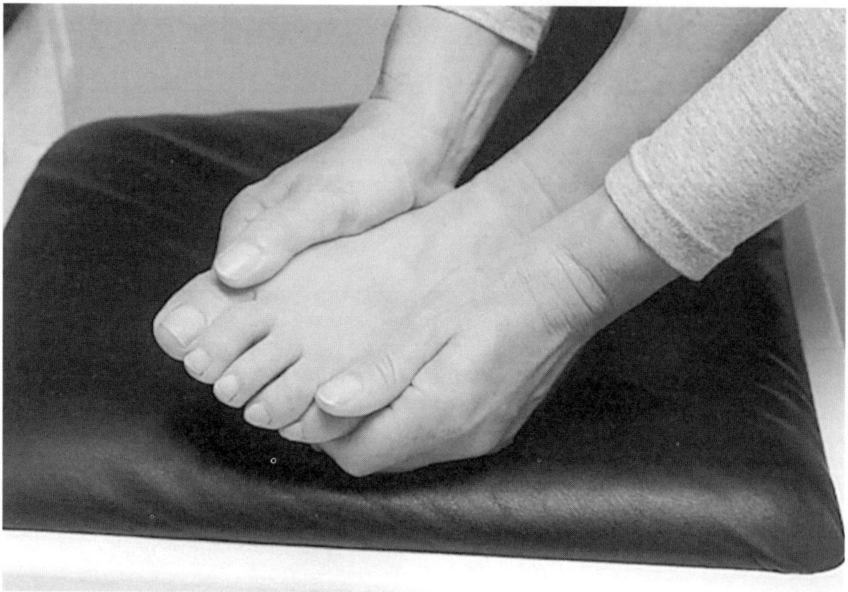

Figura 2

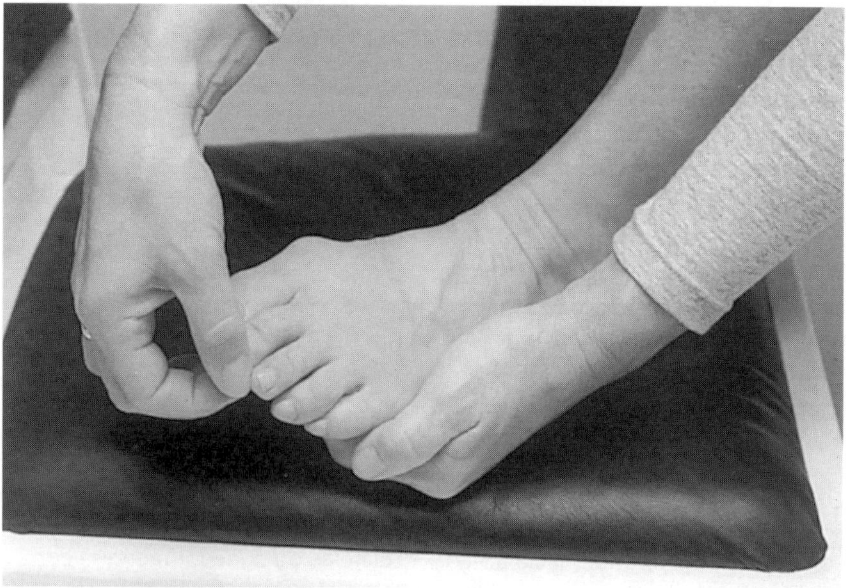

Figura 3

■ Presione, además, los talones con fuerza contra el suelo. Seguro que ahora nota cómo se forma la tensión muscular en la cara posterior de la pierna hasta las nalgas.

■ Al cabo de 10-20 repeticiones sus pies están calientes. Apoye un pie sobre un taburete o sobre su muslo, de forma que pueda alcanzarlo sin problemas con ambas manos. Sujételo con una mano por encima del borde exterior, con la otra sobre el borde interior y "amáselo" con suavidad e intensidad (fig. 2).

Ya que cuando el pie está deformado suele tratarse de un pie con los dedos en abducción y los dedos en martillo, parece conveniente estirar los tendones extensores del dorso del pie que están acortados, es decir, flexionar los dedos en la articulación metacarpofalángica y estirar las articulaciones interfalángicas proximales y distales.

■ Apoye la planta del pie con una mano y estire los dedos del pie uno tras otro moviéndolos (fig. 3).

■ En esta posición, pellizque la punta de cada dedo, lo cual estimula la extensión de las articulaciones interfalángicas distales y proximales.

Debería dedicarse muy especialmente al tratamiento de los pies y los dedos de los pies, tomarse el tiempo necesario, cambiar con frecuencia de zapatos y andar descalzo por suelos lo más variados posible.

■ Los pies y las piernas se encuentran en el mismo eje. Estire bien los dedos de los pies y levante los pies hasta que se apoyen solamente sobre el talón. Debería notar claramente el estiramiento de la pantorrilla.

■ Haga rodar los pies hacia las puntas de forma ininterrumpida y rítmica.

■ Alterne el movimiento de los dos pies, como si quisiera andar estando sentado.

■ Cuanta mayor sea la intensidad con la que mueva los pies, más ejercitará las articulaciones de rodilla y cadera. Notará el juego de conjunto de varias cadenas musculares (fig. 4).

■ Coloque los pies paralelos y comience el movimiento de andar desde la pelvis o las nalgas. No mueva los pies del sitio.

■ Sin pausa, haga rodar ahora los pies paralelamente moviendo también todo el tronco hacia arriba y abajo (figs. 5 y 6).

■ Apoye las manos sobre los muslos y note cómo fluye el movimiento de los pies por las articulaciones de la rodilla y cadera hasta llegar a los hombros.

■ Sin interrupción, realice el

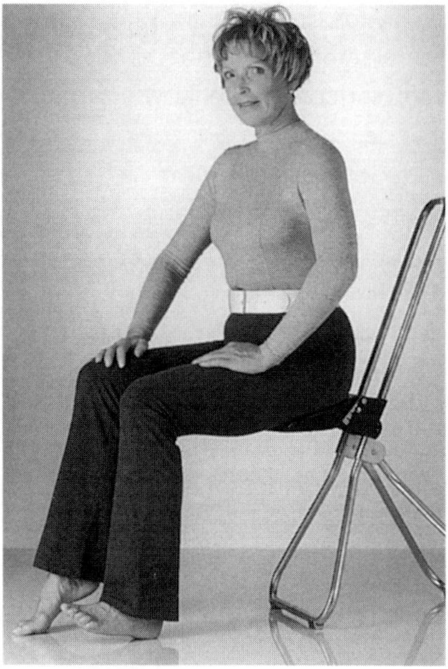

Figura 4

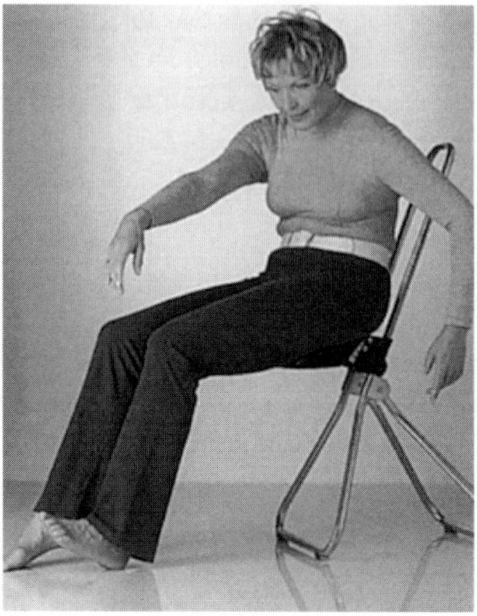

Figura 5

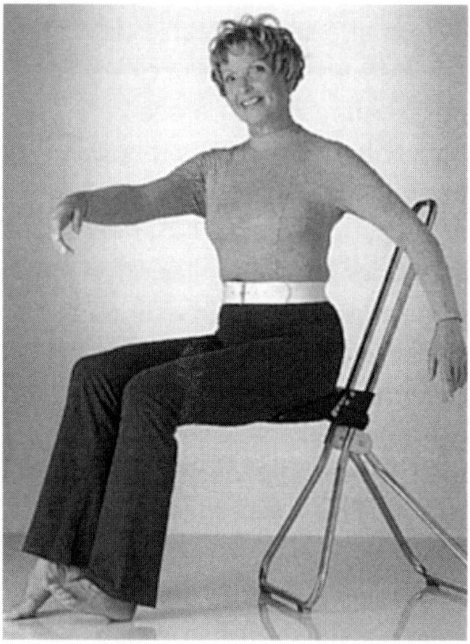

Figura 6

movimiento de andar en posición sentada.

■ Finalmente balancee los brazos acompañando el movimiento. El hombro situado en diagonal se balancea con el pie levantado.

Esta posición sentada denominada dinámica puede realizarse tantas veces como se desee durante el día. ¡Causa pequeña, efecto grande!

Tenga en cuenta que los músculos se extienden desde los dedos de los pies, pasando por pie, pierna, muslo, espalda y cuello hasta llegar a la nuca. Solamente cuando se practica con frecuencia se percibe su juego de conjunto, el flujo de movimiento.

Arriba y abajo – ponerse de pie y sentarse sin afectar a las articulaciones

Para conservar y recuperar la movilidad de las articulaciones de la cadera es importante tener en cuenta el eje articular. Es imprescindible tener muy en cuenta la capacidad de estiramiento de las articulaciones de la cadera, ya que cualquier alteración del eje del cuerpo conlleva una modificación de la tracción muscular que puede provocar contracturas y dolores en la espalda.

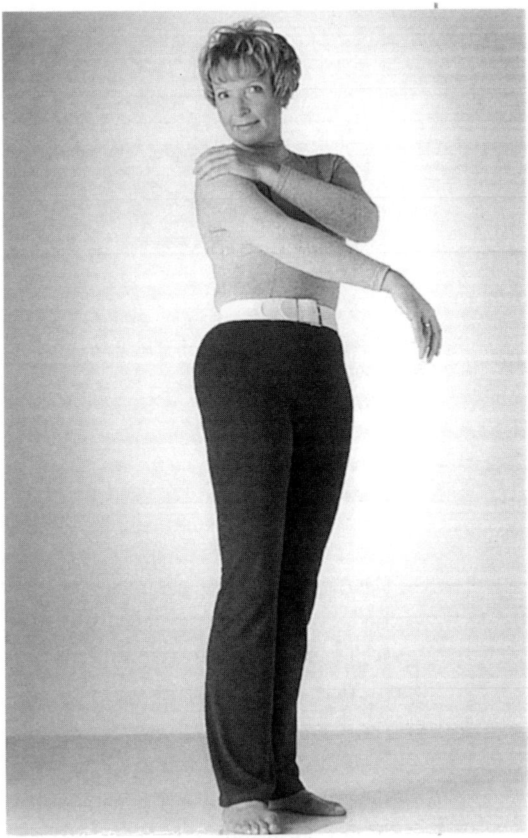

Figura 1

- En primer lugar, procure que los músculos que rodean las caderas y hombros estén bien irrigados y calientes. Puede conseguirse con fricciones enérgicas con las manos o con cepillados en seco (fig. 1).
- Siéntese en una silla y mueva los músculos sobre los que está sentado durante un determinado tiempo y sin pausa. Notará que está sentado sobre un cojín de músculos, percibiendo también un leve cosquilleo y el calor que se genera.
- Cuide mantener el eje de las piernas, separadas a la altura de las caderas y con las rodillas flexionadas en ángulo recto: verá una "corona de rayos-dedos" debajo de las rodillas. Ahora contraiga los músculos de las plantas de los pies varias veces en forma de red y "extienda" sus pies sobre el suelo.
- Haga rodar los pies cuidadosamente desde los talones hacia las puntas, primero en paralelo, después de forma alterna como al andar.

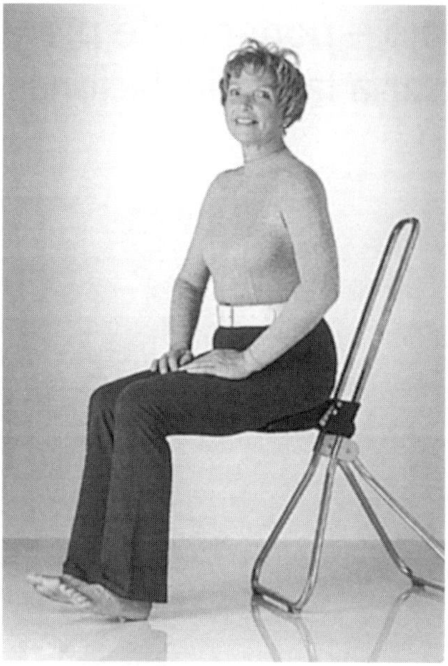

Figura 2

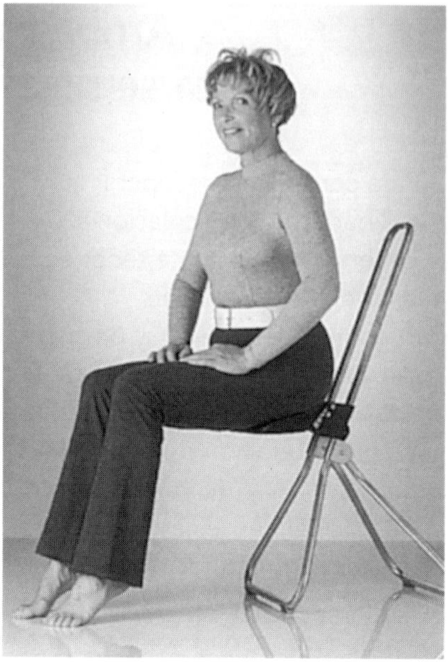

Figura 3

■ Apoye las manos sobre los muslos cerca de las rodillas y perciba cómo el movimiento se extiende hacia la pelvis y el tronco (figs. 2 y 3).

SI realiza el ejercicio al ritmo de una pieza de música le resultará más divertido, aumentando también la resistencia.

■ Concéntrese ahora en una cadera y empújela conscientemente hacia delante. Comprobará que parece que empuja sobre un raíl formado por muslo y rodilla. Repita el ejercicio varias veces.

■ Pruebe el mismo movimiento hacia atrás. Hágalo hasta el punto en que aún le resulte agradable. No es necesario esforzarse al máximo. Notará cómo se mueve también la espalda.

■ Sin pausa, empuje (como sobre un raíl) su cadera hacia delante y atrás, con impulso y al mismo ritmo (fig. 4).

■ Interrumpa el flujo de movimiento cuando la rodilla se encuentre sobre la punta del pie. Seguidamente continúe con el movimiento.

■ Cambie hacia la otra cadera y perciba la diferencia entre el lado ejercitado y el no ejercitado, al que todavía le faltan ductilidad y agilidad.

■ Paso a paso perciba el movimiento de la cadera en el lado nuevo.

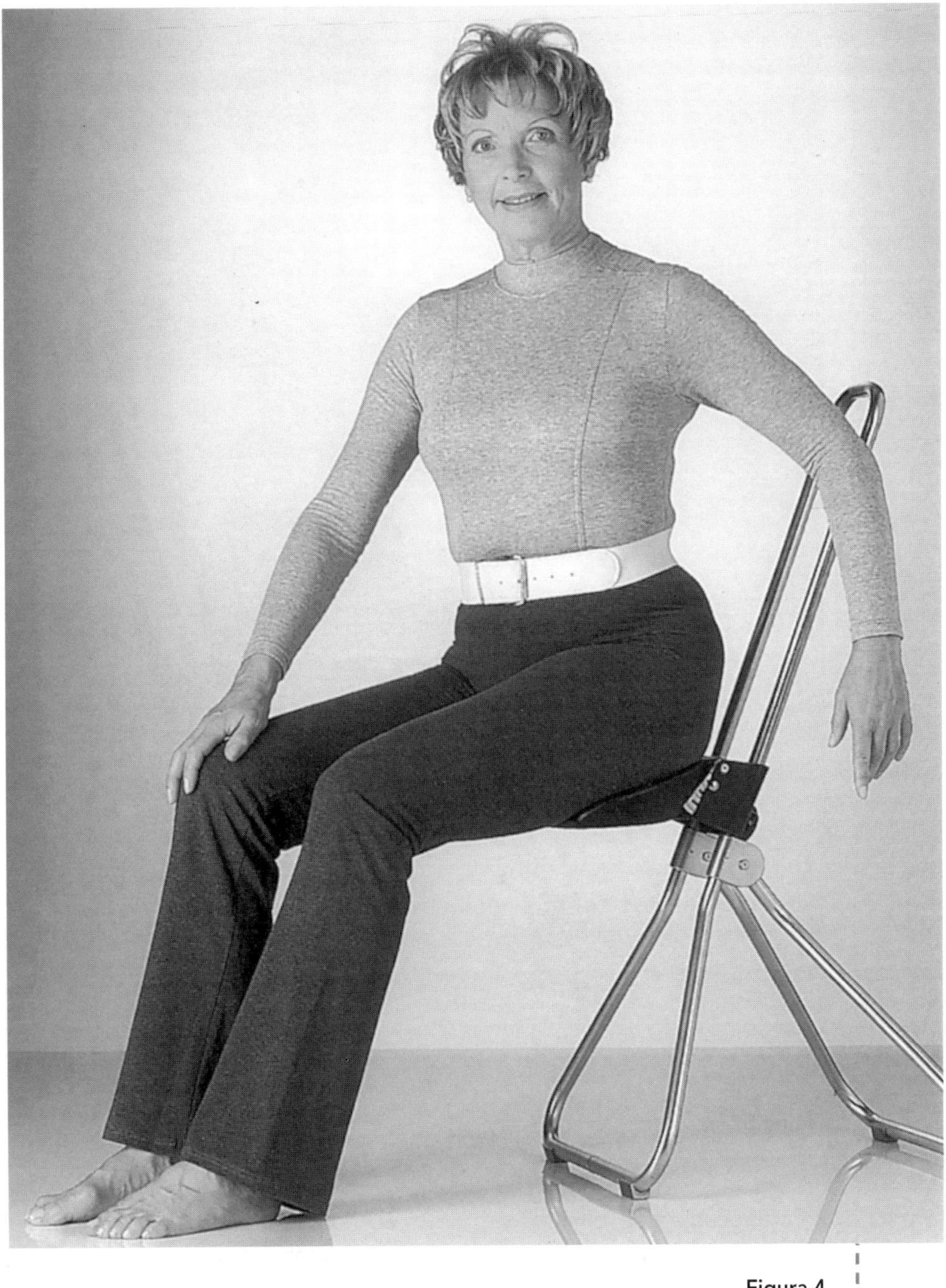

Figura 4

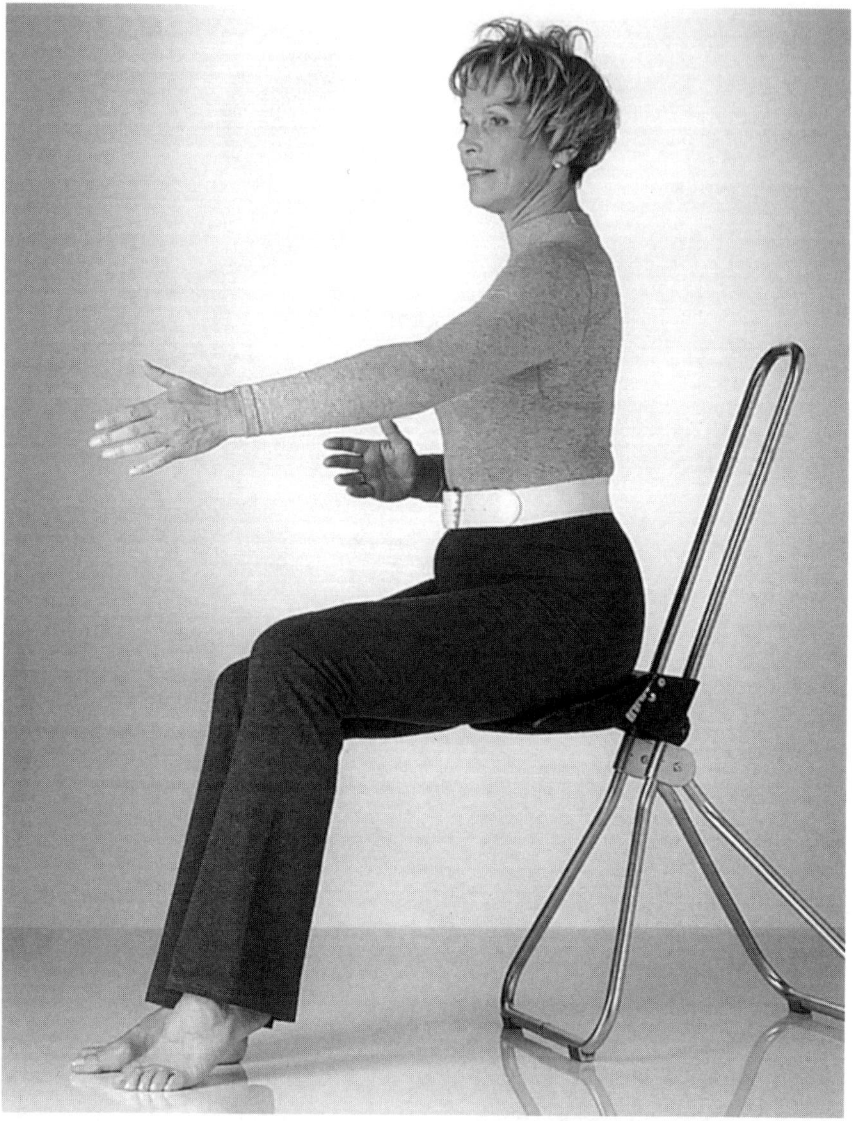

Figura 5

■ Para recuperarse, encorve y estire alternativamente la espalda hacia arriba y abajo.

■ Ahora combine los dos movimientos de cadera y conserve así el flujo armónico del movimiento.

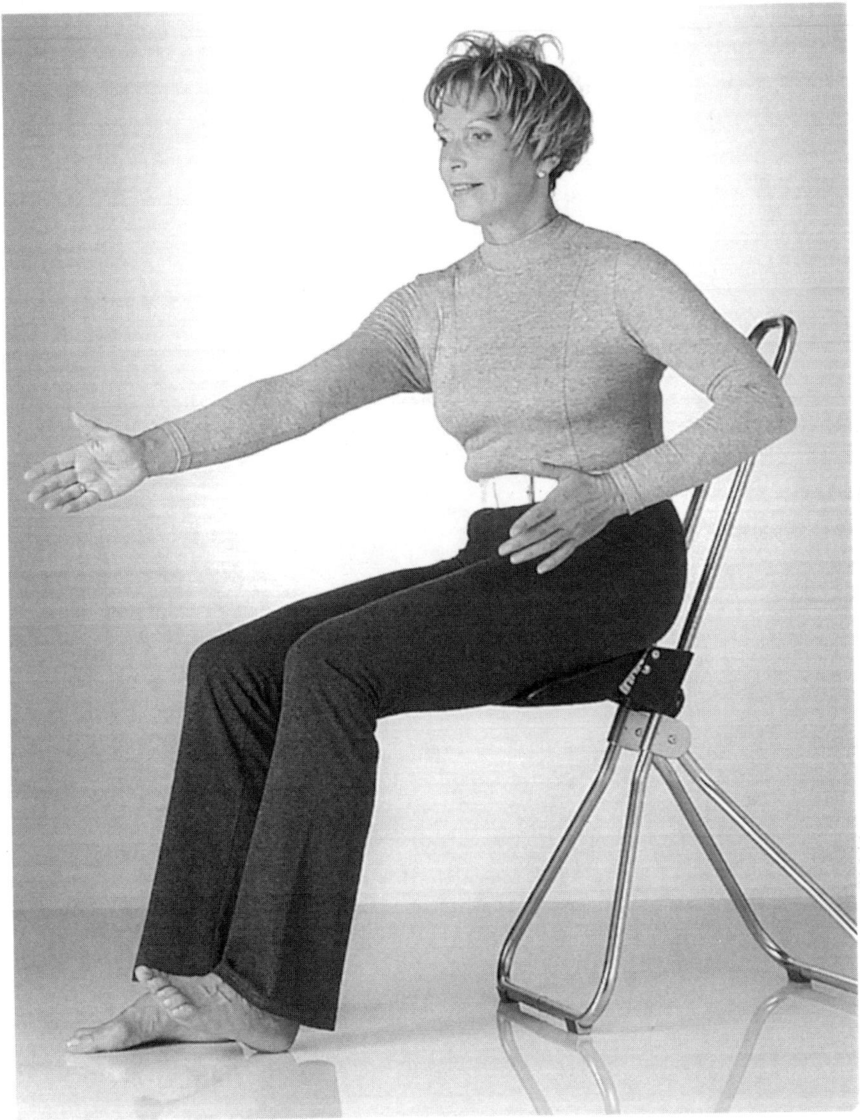

Figura 6

Perciba el juego de conjunto de las cadenas musculares desde los pies hasta rodillas y tronco (figs. 5 y 6).

■ Coloque los pies en posición de paso, el pie posterior cerca de la silla. Mantenga el eje de la pierna y

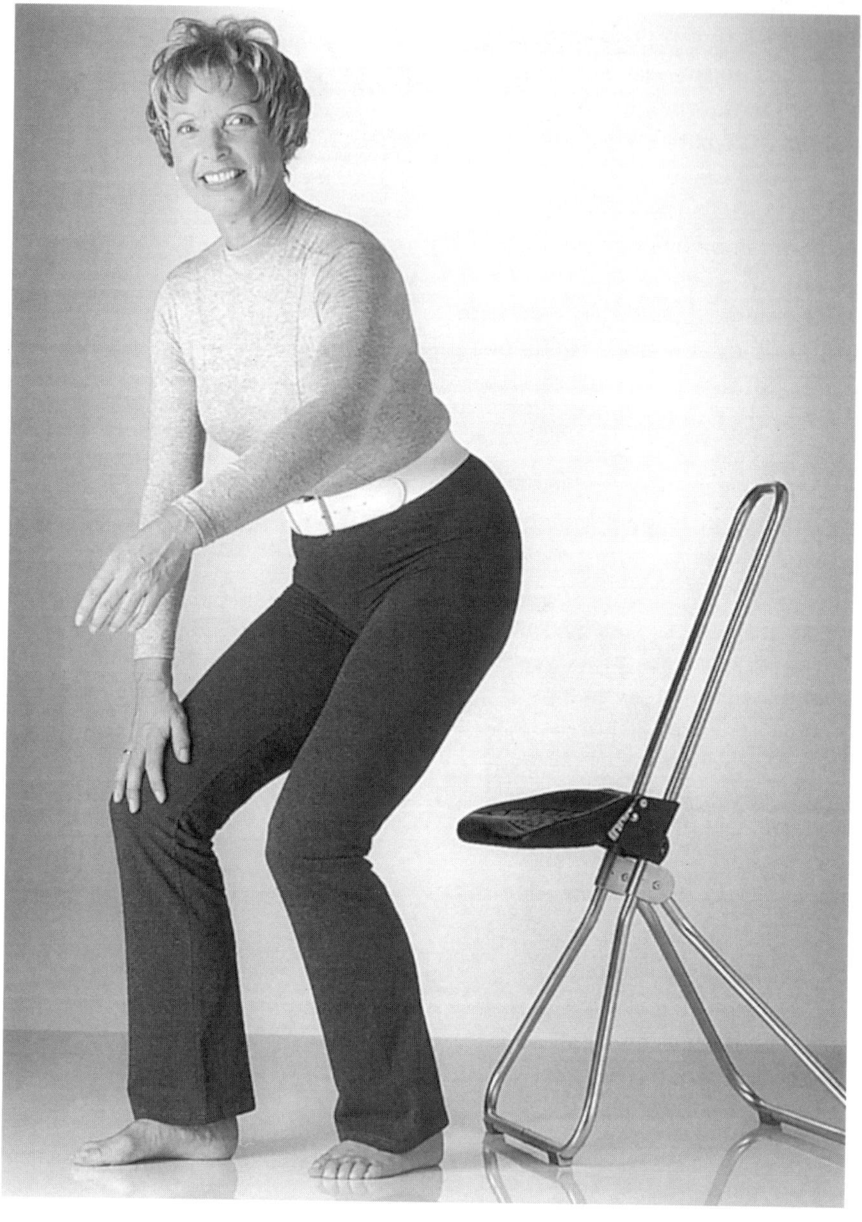

Figura 7

traslade el centro de gravedad de su tronco encima de las piernas.

■ Con un movimiento de impulso del brazo levante un instante las nalgas del asiento (fig. 7).

■ Repita esta serie varias veces, cambie también la posición de paso.

Finalmente, cuando encuentre un equilibrio estable póngase de pie. Si se siente inseguro, realice el ejercicio donde tenga posibilidad de sujetarse.

■ En posición de pie, los pies están separados a la misma distancia existente entre las caderas y apoyados sobre toda la planta del pie.

■ De pie, tense los músculos glúteos e intente estirar las articulaciones de la cadera (fig. 8).

■ Los movimientos de balanceo suaves permiten relajar y tensar los músculos.

■ Muévase en línea recta de acuerdo con el eje del cuerpo, evitando siempre los movimientos de rotación en posición de pie. A ser posible, incluya el tronco, las piernas y los pies en la dirección del movimiento (fig. 9).

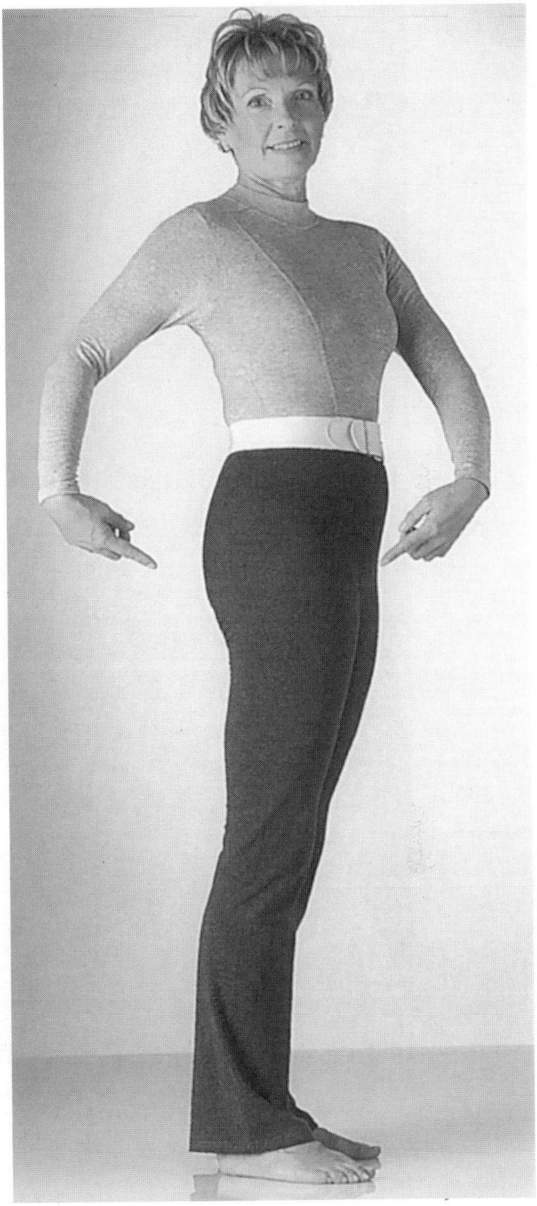

Figura 8

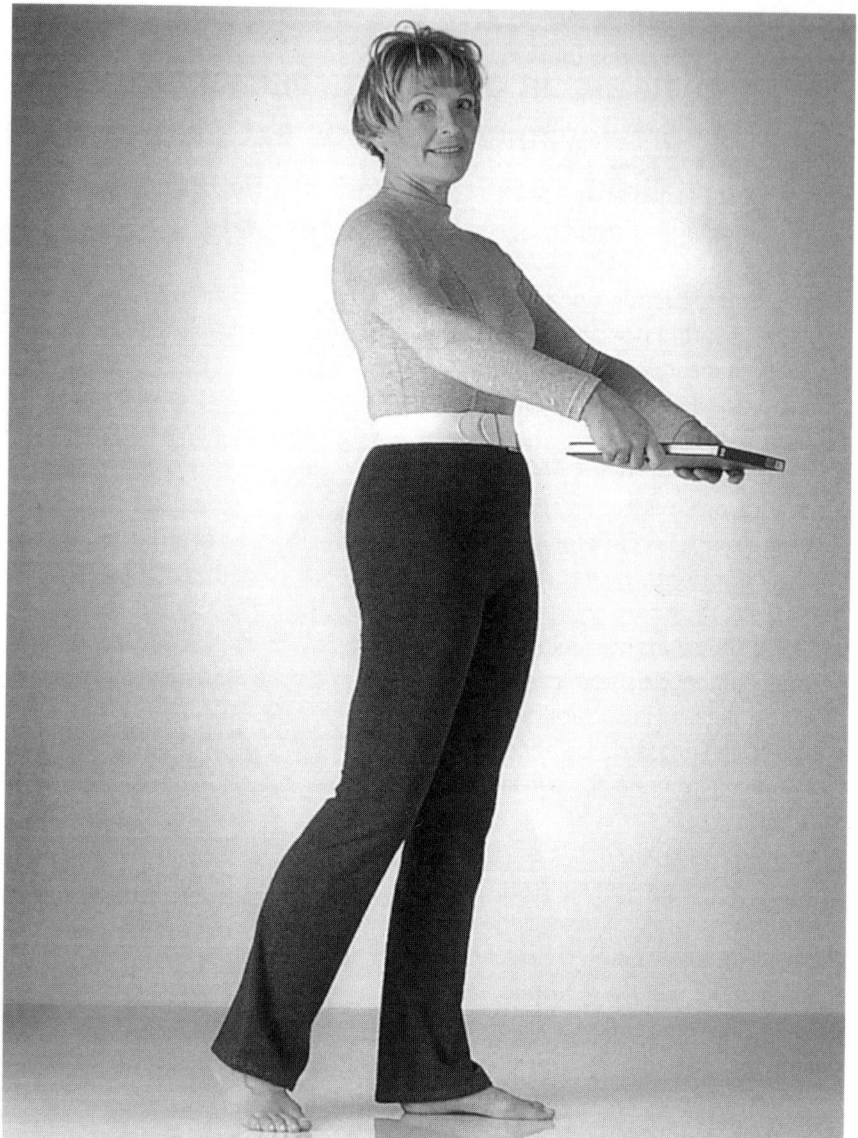

Figura 9

De la posición de pie a la echada – movilización de las articulaciones del pie, fortalecimiento de los extensores de la espalda, relajación de los músculos de la espalda y hombros

La mejora de la capacidad para andar y mantenerse de pie, de su marcha, es el objetivo de los siguientes ejercicios. Precisamente la posición sentada mantenida durante demasiado tiempo y excesiva frecuencia produce el acortamiento de la musculatura flexora de la cadera y extensora de la rodilla. Durante la jornada laboral o cuando debe conducirse durante un tiempo prolongado, al cabo de una hora de estar sentado debería ponerse de pie y andar al menos 10 minutos. En posición de decúbito supino, cuando acerque una pierna flexionada al tronco, la otra pierna debería estar estirada en las articulaciones de cadera y rodilla. Si no es posible, es imprescindible fortalecer los músculos de la articulación de la cadera y estirar los músculos flexores acortados. Lo mismo vale para las personas con prótesis de cadera (fig. 1).

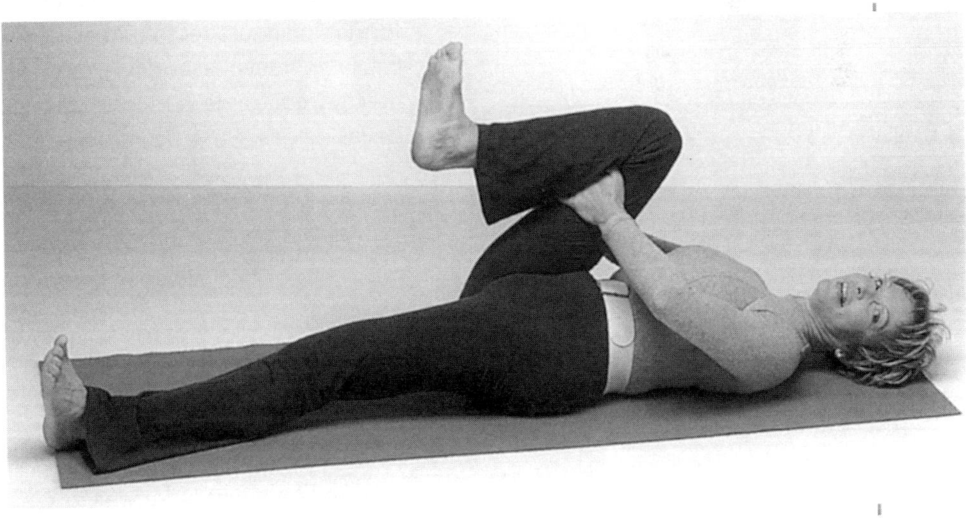

Figura 1

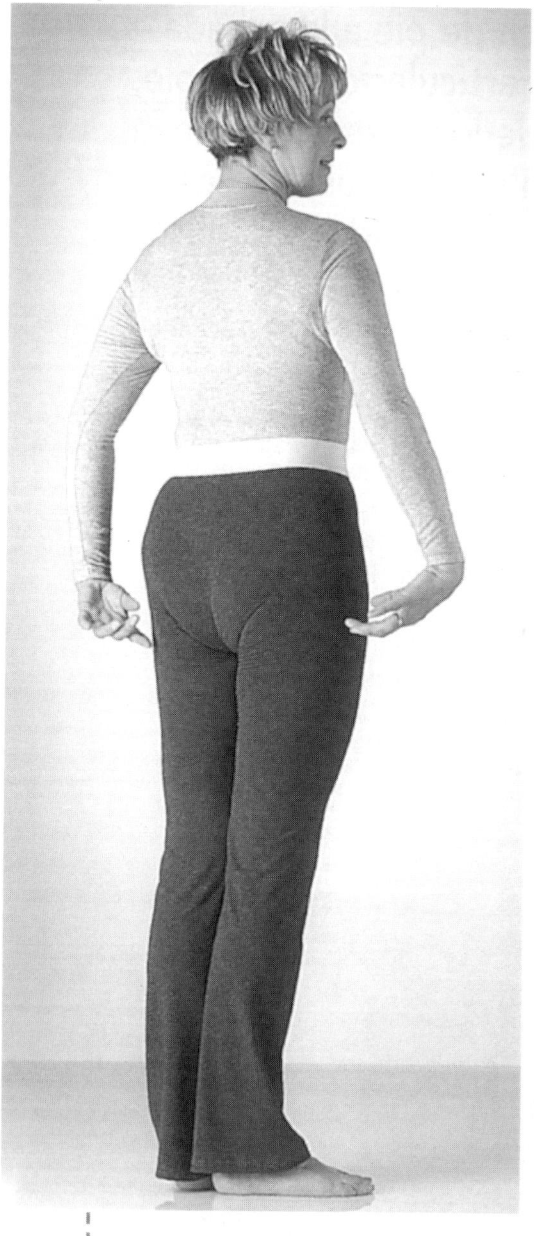

Figura 2

Para ello, busque un lugar donde pueda estar de pie con sujeción, por ejemplo, delante de una mesa, un armario o una estantería estables.

Encuentre una posición de pie estable con los pies separados la misma distancia existente entre las caderas y las rodillas.

- Estire las rodillas y contraiga con fuerza la musculatura glútea. Es de gran ayuda imaginarse que con las nalgas sujeta una moneda de quinientas pesetas (fig. 2).
- Con ayuda de esta contracción empuje la cadera hacia delante. Se trata de un movimiento pequeño, pero si se realiza correctamente notará una ligera tracción en la cara anterior del muslo. Es posible que necesite un apoyo (fig. 3).
- Cambie la posición de los pies y forme un ángulo recto con éstos. Estire de nuevo las rodillas con fuerza y contraiga la musculatura de las nalgas.

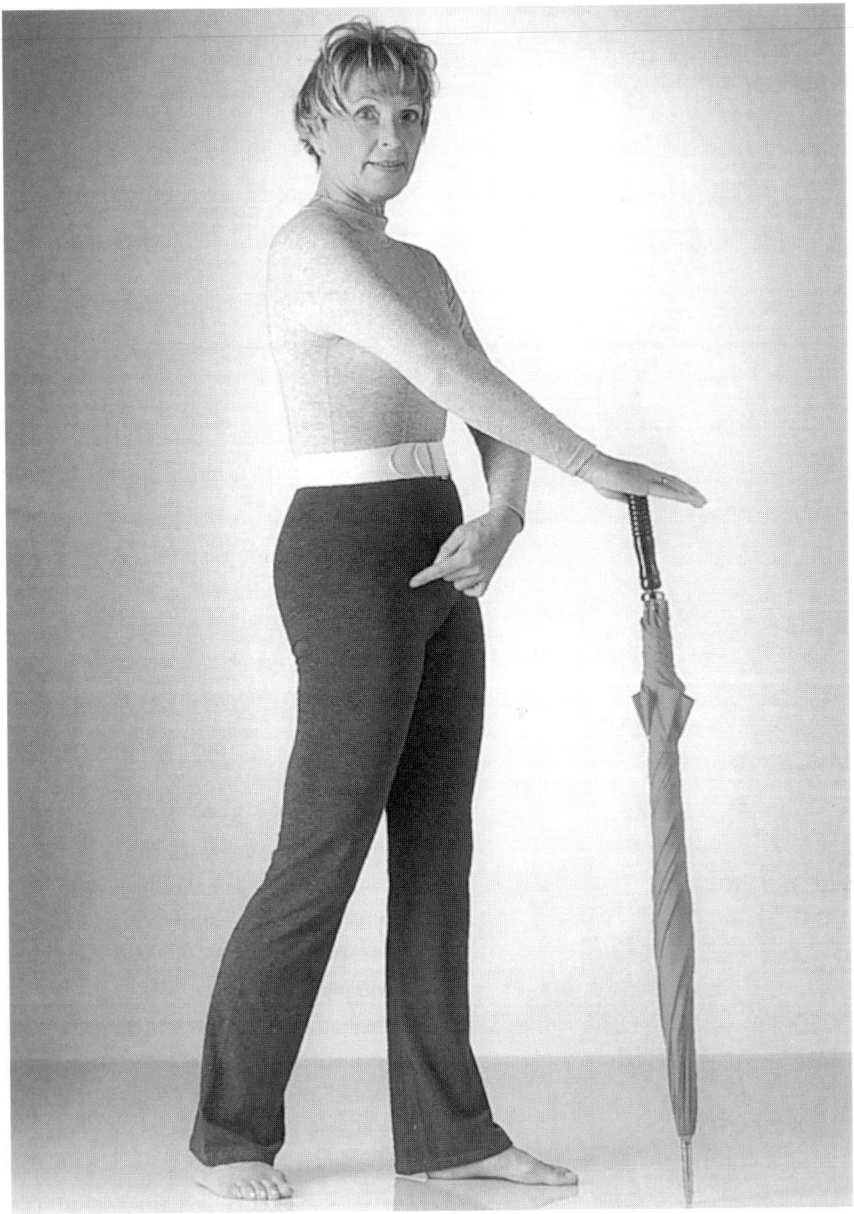

Figura 3

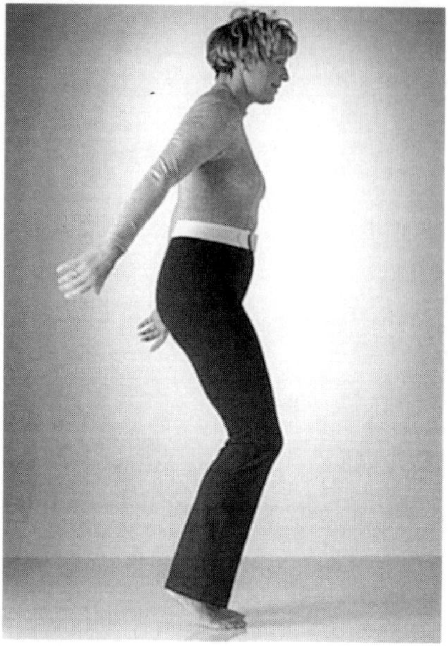

Figura 4

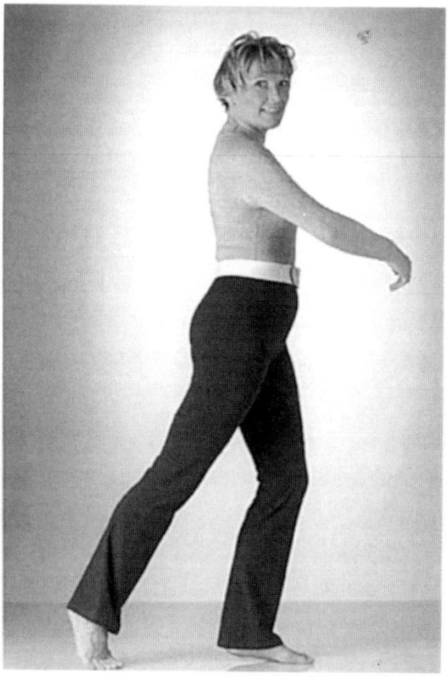

Figura 5

■ Haga variaciones, intentando la extensión practicada con los pies en paralelo y después en ángulo recto.

Si el ejercicio es acompañado con una música rítmica, las 20 repeticiones no resultan aburridas y pueden realizarse varias veces al día.

■ De pie con los pies paralelos traslade el centro de gravedad del cuerpo desde el talón hacia los dedos del pie.
■ Inicie un movimiento de balanceo hacia delante y atrás que se extienda a los pies, rodillas y articulaciones de las caderas. Perciba de nuevo cómo funcionan las diferentes articulaciones de forma armónica (fig. 4).
■ Sin perder el impulso, levante alternativamente los talones, como si quisiera moverse del sitio.
■ Permita que este movimiento fluya hasta los hombros.
■ Intente incluir el levantamiento de los dedos del pie y las almohadillas del pie. Haga rodar alternativamente los pies, como cuando anda de frente. Cuando el pie rueda correctamente el cuerpo debe levantarse entre 4 y 5 centímetros, característica de una marcha con impulso (fig. 5).
■ Ande de esta forma siempre un par de pasos.

Ahora su objetivo es una silla estable. Dependiendo de la limitación de movimiento de la mano, sujete con una mano el respaldo de la silla, la otra mano cerrada en puño se apoya sobre la superficie de asiento. Ambas muñecas deben estar rectas (fig. 6).

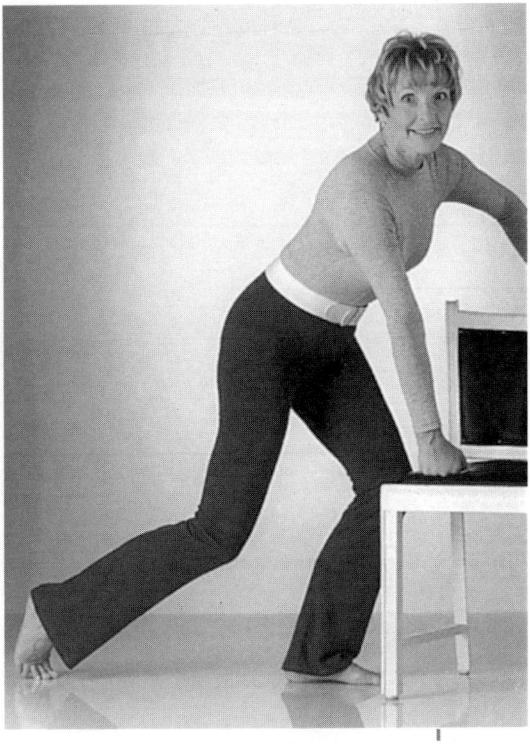

Figura 6

■ Flexione las articulaciones de cadera y rodilla con los brazos estirados y espalda recta y colóquese en posición de caballero orante. Apoye su pierna "débil" sobre la rodilla y coloque la mano del mismo lado con el puño cerrado a su lado (fig. 7).

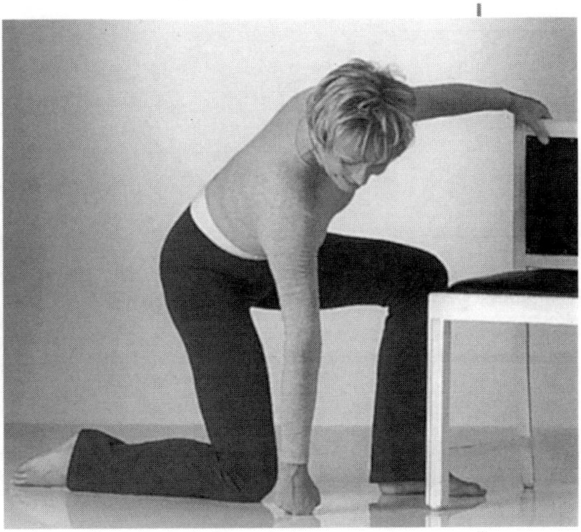

Figura 7

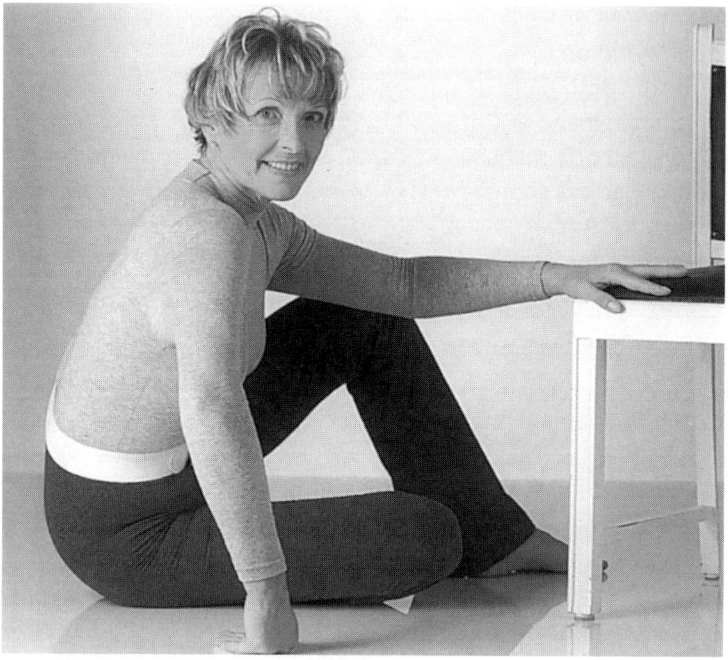

Figura 8

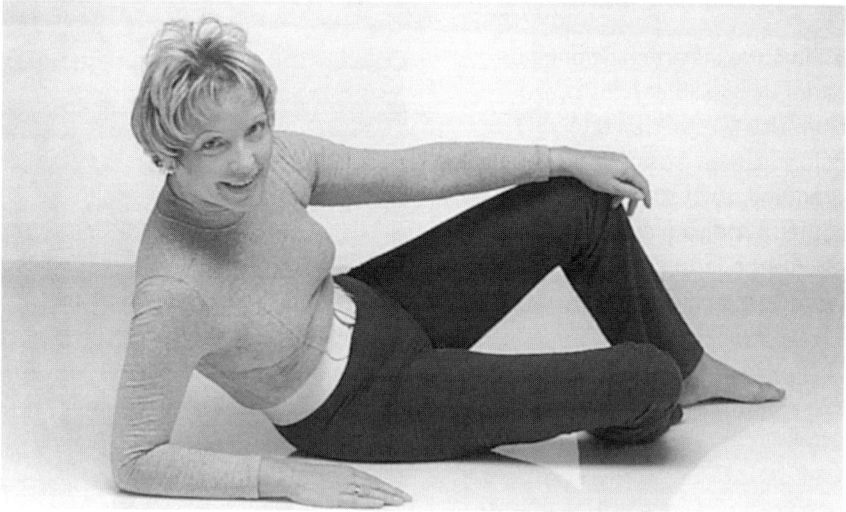

Figura 9

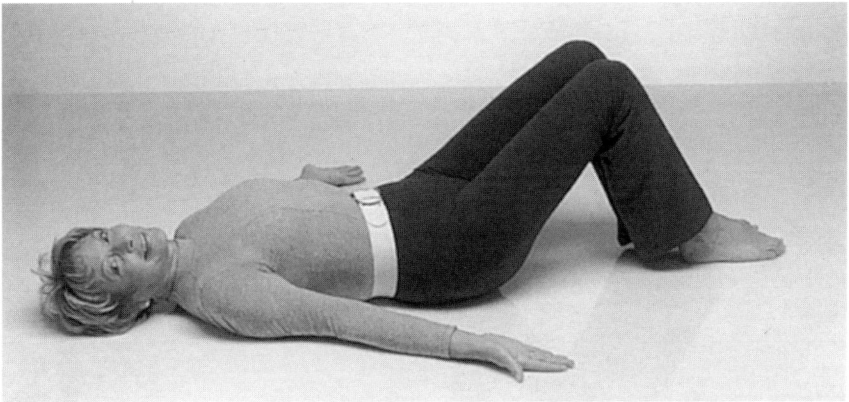

Figura 10

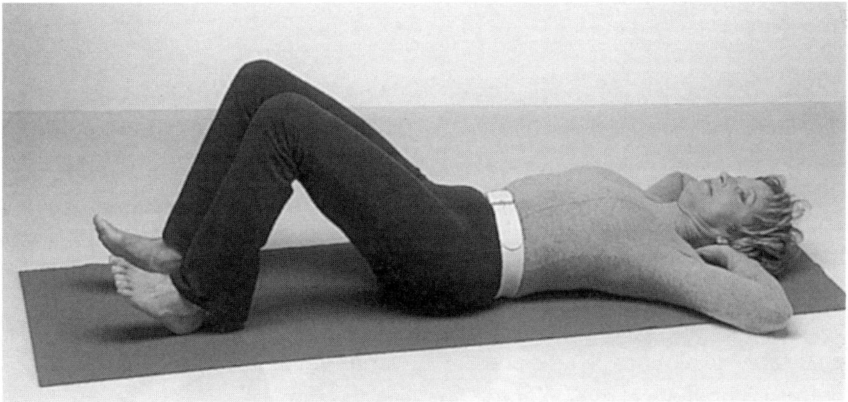

Figura 11

Por este lado, ruede el cuerpo lentamente hasta colocarse en posición de decúbito supino con las piernas flexionadas (figs. 8, 9 y 10).

- Controle si sus piernas están separadas a la distancia que existe entre las caderas, levante al mismo tiempo las almohadillas de los pies y bájelas a un ritmo acompasado (fig. 11).
- Levanta y baje alternativamente un pie.
- Levante y baje los talones, de forma simultánea y alternativa.
- Presione la columna lumbar contra el suelo y levántela de forma consciente del suelo.
- Combine los movimientos de los pies con el movimiento de la columna lumbar: gracias a la

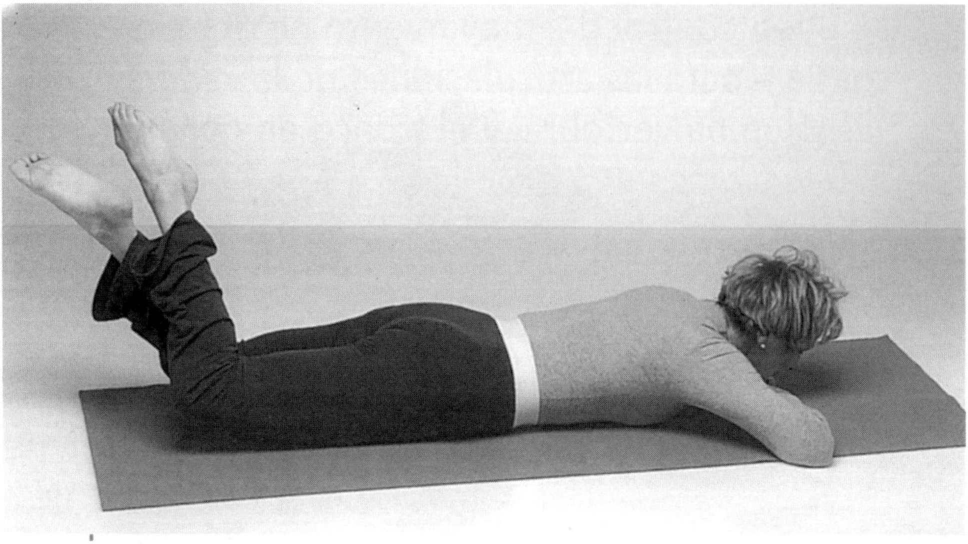

Figura 12

presión ejercida con los talones contra el suelo consigue redondear la columna lumbar; cuando apoya los dedos de los pies en el suelo separa la pelvis del suelo.

■ Al cabo de algunas repeticiones notará cómo fluye el movimiento armoniosamente por todo el cuerpo.

■ Para finalizar, ruede hasta colocarse en decúbito prono, flexione las rodillas y cruce los tobillos: levante con cuidado primero una rodilla, después la otra varias veces pero sin levantar las nalgas (fig. 12).

Buen control del movimiento en posición echada – para las articulaciones de la cadera, columna vertebral y el tronco en general

Las enfermedades articulares de tipo inflamatorio afectan a toda la persona. Un problema frecuente y muy importante son las fases de intensa fatiga. A ella se suman los dolores articulares, la debilidad, la inestabilidad y las desaxaciones de las articulaciones. Los ejercicios dirigidos a proteger las articulaciones disminuyen los dolores y la fatiga, facilitando la descarga de articulaciones y músculos. Vivir sin perjudicar las articulaciones significa para el afectado un cambio en la forma de pensar y un proceso de aprendizaje, sin interrumpir un entrenamiento continuado, también en las fases donde los dolores sean más leves.

La forma en que puede conservarse y mejorar la función articular la aprende el enfermo por medio de la práctica y experiencia continuadas. Los abductores de la cara externa de la cadera tienden a sufrir una debilidad debida al dolor. Normalmente, contribuyen a proporcionar estabilidad a la articulación de la cadera y a la columna, la cual han perdido los reumáticos y que conduce a alteraciones estáticas de la postura y el movimiento.

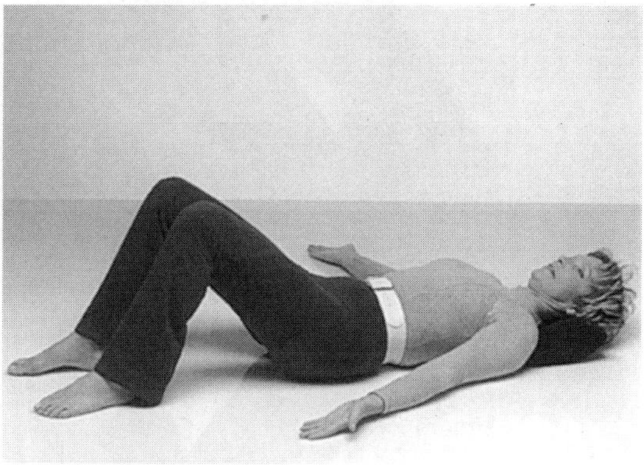

Figura 1

■ En decúbito supino con las piernas separadas a la distancia que existe entre las caderas y flexionadas, compruebe la posición inicial: la cabeza forma la prolongación de la columna vertebral, apoyándose en la columna cervical con un cojín adecuado (por ejemplo, rollo cervical). Los hombros están apoyados en el suelo, los brazos están estirados al lado del tronco con las palmas giradas hacia arriba. La espalda y las nalgas están en contacto con el suelo (fig. 1).

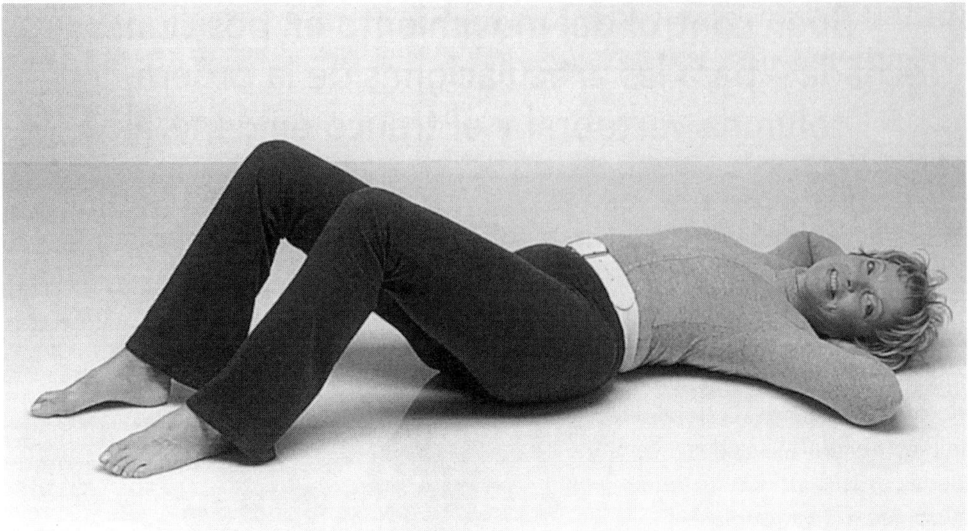

Figura 2

■ Concéntrese en la articulación de la cadera y empújela en dirección a las axilas. El contacto con el suelo se mantiene.
■ Desde la posición normal, empuje ahora la cadera en dirección al talón.
■ Alterne con un ritmo armonioso entre movimiento ascendente y descendente de la cadera. Al cabo de poco tiempo notará con qué intensidad participan los músculos de las nalgas y los costados. También el tórax es incluido en el movimiento (fig. 2).
■ Con el mismo cuidado, practique hacia el otro lado.
■ Combine ambos lados y direcciones de movimiento hasta conseguir un flujo continuo hacia arriba y abajo. Cada vez notará más cómo todo el tronco realiza un movimiento que no perjudica las articulaciones y fortalece la musculatura.
■ Al cabo de un tiempo se sentirá flexible como una serpiente; también los hombros se habrán sumado al movimiento.
■ Sin embargo, debe incluir los hombros conscientemente en el movimiento: cuando estire en dirección a la cadera ésta se levantará hacia el hombro.
■ De forma suave pero intensa estire y empuje la cadera, la columna vertebral y los hombros hacia arriba y abajo. Los ejercicios

son realizados con una respiración tranquila.

■ Finalmente, presione toda la espalda contra el suelo, como si quisiera dejar su huella en el mismo.

■ Ahora ruede hacia un costado (ver págs. 31-33, figs. 7-10 en el orden inverso), apóyese primeramente sobre un antebrazo, después sobre el puño. Con la otra mano busque un apoyo estable (silla, armario bajo) y colóquese en posición de caballero orante. Seguidamente, traslade el peso de su cuerpo sobre la pierna flexionada, apóyese con ambas manos (puños) sobre la silla, traslade el peso en esa dirección y póngase de nuevo de pie con la espalda recta.

Actividad con posición sentada dinámica – en las articulaciones de cadera, rodillas y pies

¡Estamos sentados durante demasiado tiempo! Y sobre todo cuando las limitaciones de la movilidad hacen que andar y estar de pie no resulten precisamente agradables. Aparte del hecho de que las relaciones de equilibrio de nuestro cuerpo pierden control cuando la actitud de la persona es pasiva, las estructuras óseas también pierden estabilidad (pensemos en la osteoporosis). Los movimientos suaves que se realizan constantemente a lo largo del día combaten de una forma efectiva el aumento de peso y el anquilosamiento.
También en posición sentada se puede llevar a cabo un entrenamiento, sobre todo cuando existe el peligro de sufrir alteraciones de las articulaciones y limitaciones de la movilidad. Sin embargo, hay que cambiar con frecuencia la postura echada y sentada, andando y estando también de pie. Si tiene que estar sentado, hágalo de una forma dinámica, lo cual aumenta la resistencia, la seguridad de movimientos, la flexibilidad y la fuerza.

- En primer lugar, siéntese con cuidado en su silla o sillón: coloque los pies paralelos y separados a una distancia equivalente a la que existe entre las caderas, elija como apoyo de las manos una mesa, los brazos de un sillón, la superficie de asiento de la silla o sus muslos, dependiendo de su capacidad de movimiento. Después deslice sus nalgas por la superficie de asiento. Encuentre una postura cómoda, procure que las piernas y los pies estén en la posición correcta y que aparezca la corona de rayos por debajo de las rodillas. Estire bien la columna vertebral y apoye las manos sobre los muslos.
- Para relajar y calentar la región de los hombros y estimular la circulación sanguínea, balancee rítmicamente los brazos al lado del tronco, hacia delante y atrás. Los balanceos en paralelo y alternos se suceden, acompañados de un compás de 3/4 .
- Deje que las manos descansen sobre los muslos y presione los talones contra el suelo.
- Comience a hacer rodar los pies desde los dedos hacia los talones.
- Imagínese que empuja la arena

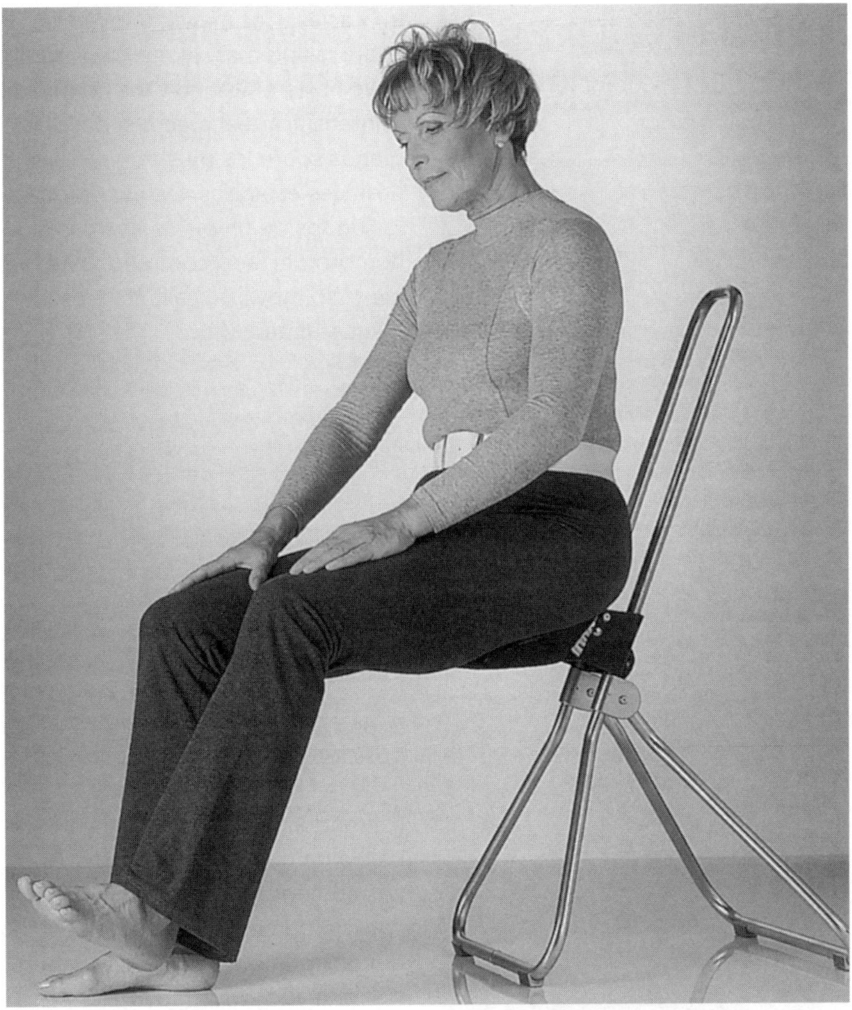

Figura 1

de la playa con los pies. ¡Hágalo con interés! Para ello no estire en exceso los dedos de los pies. Como en la página 18 (fig. 5), la columna lumbar se redondea y estira también (fig. 1).

■ Pase ahora a realizar el movimiento de andar: un pie se apoya sobre el talón, el otro sobre la punta. Haga rodar los pies al mismo tiempo pero en dirección diferente.

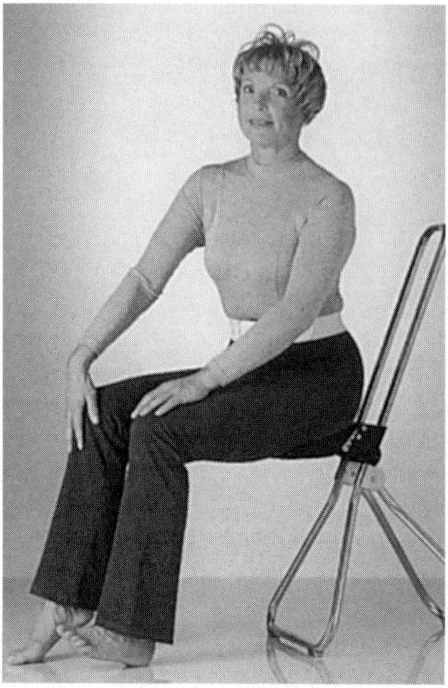

Figura 2

■ Gracias a las manos apoyadas sobre las piernas, el movimiento fluye hasta el tronco y los hombros.

■ Intensificará el efecto si pasa las manos sobre los muslos y rodillas hasta las espinillas. De esta forma, los dedos de un pie se acercan al hombro del lado contrario. Este ejercicio moviliza, calienta y estira la musculatura (fig. 2).

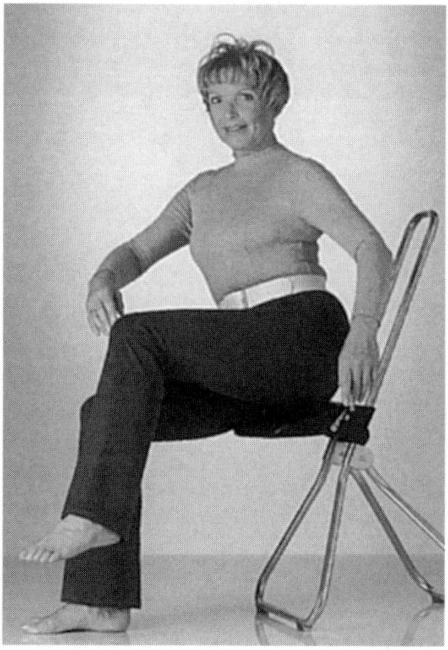

Figura 3

■ Tal y como ya se ha practicado en posición echada en la página 36, levante la cadera de un lado, estirándola en dirección a la axila y bájela de nuevo con cuidado. Al mismo tiempo, contraiga conscientemente los músculos glúteos primero y relájelos cuando vuelva a apoyarlos (fig. 3).

■ Empuje las caderas hacia delante y atrás, sin interrupción y varias veces.

■ Combine ambas direcciones: empuje la cadera hacia delante, seguidamente levántela y bájela de nuevo. Cuando levante de forma intensiva la cadera notará el estiramiento del costado contrario.

- Después de relajar la musculatura practique hacia el otro lado.
- Ahora empuje la cadera hacia delante y atrás, varias veces y sin interrupción.
- Complete el movimiento levantando y bajando lateralmente la cadera.
- Cambie la dirección del movimiento una vez hacia delante y otra hacia atrás.
- El círculo se cierra con un movimiento de "bicicleta" de la articulación de la cadera: delante – levantar – atrás – bajar. Es conveniente practicar hacia ambos lados.
- Haga que las articulaciones de ambas caderas se "acerquen", primero con una amplitud de movimiento pequeña, después algo mayor, dependiendo de la capacidad. Como movimiento cotidiano aplique lo aprendido en posición de pie y controle la realización delante del espejo (fig. 4).

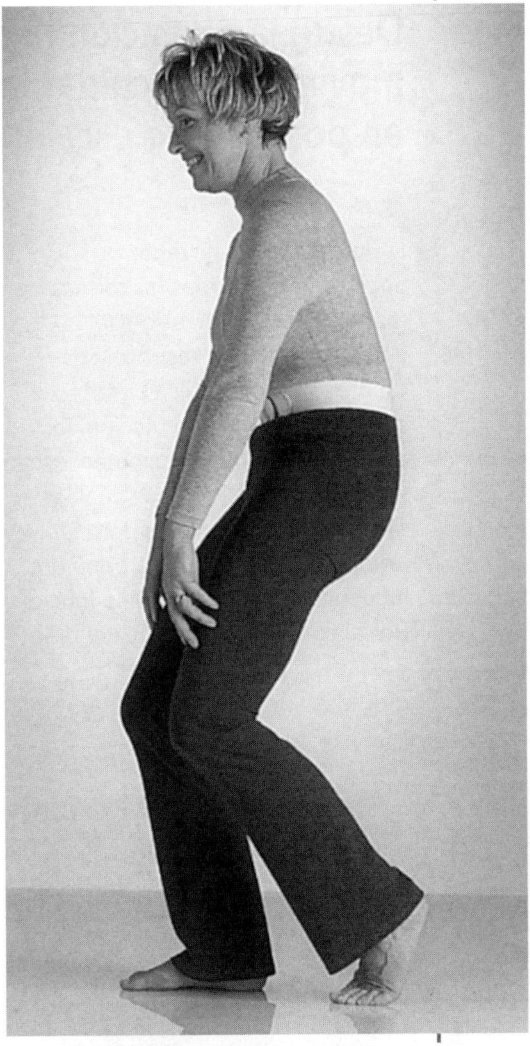

Figura 4

Desde la relajación hacia el mejor movimiento – cuidar las articulaciones en posición de escalera

El típico dolor fluyente puede encontrarse en todas las formas de reuma. Para el afectado es importante que le respete. Los dolores siempre indican una sobrecarga de la articulación, la cual se mantiene conscientemente en aquella posición en la cual las molestias son menores, pero la rigidez que ello conlleva tiene una influencia negativa sobre la función. Por ello, los tratamientos del dolor y las terapias de movimiento dirigidas a relajar y flexibilizar la musculatura son unas medidas de gran importancia.

Procure siempre evitar las posiciones de inmovilidad que facilitan la aparición de desaxaciones de las articulaciones. Por ejemplo, evite las sillas bajas y las camas demasiado blandas. Encuentre su propio equilibrio entre actividad y descanso. Existen unas estrechas conexiones entre los movimientos de la articulación de la cadera y las de la región de columna lumbar, cóccix y pelvis.

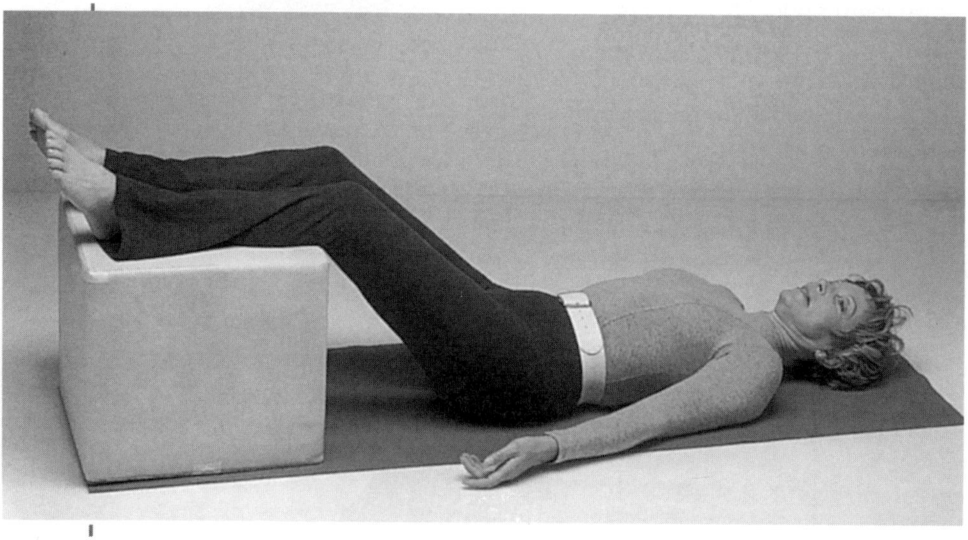

Figura 1

Los problemas de movilidad y los acortamientos musculares de esta región provocan dolores y rigidez. Los ejercicios realizados en posición echada con las piernas en una posición más alta (en posición de escalera) tienen un efecto beneficioso y relajante (fig. 1).

■ Como ya se ha mencionado, desde la posición de pie colóquese en posición de caballero orante apoyándose (sobre el puño) en una silla o taburete. Apoyándose sobre la mano o el antebrazo en el suelo colóquese en decúbito supino y apoye las pantorrillas sobre una silla. Es más cómodo si lo hace sobre una superficie acolchada.

■ Colóquese en una posición perfectamente cómoda. La cabeza y la columna cervical se apoyan sobre un cojín. Cuando haya "extendido" la espalda sobre el suelo y se sienta cómodo, respire un par de veces con tranquilidad.

■ Ejerza una ligera presión con las pantorrillas sobre la superficie acolchada y de asiento y relájese de nuevo.

■ Con una nueva presión de las pantorrillas levante ligeramente la pelvis del suelo (fig. 2).

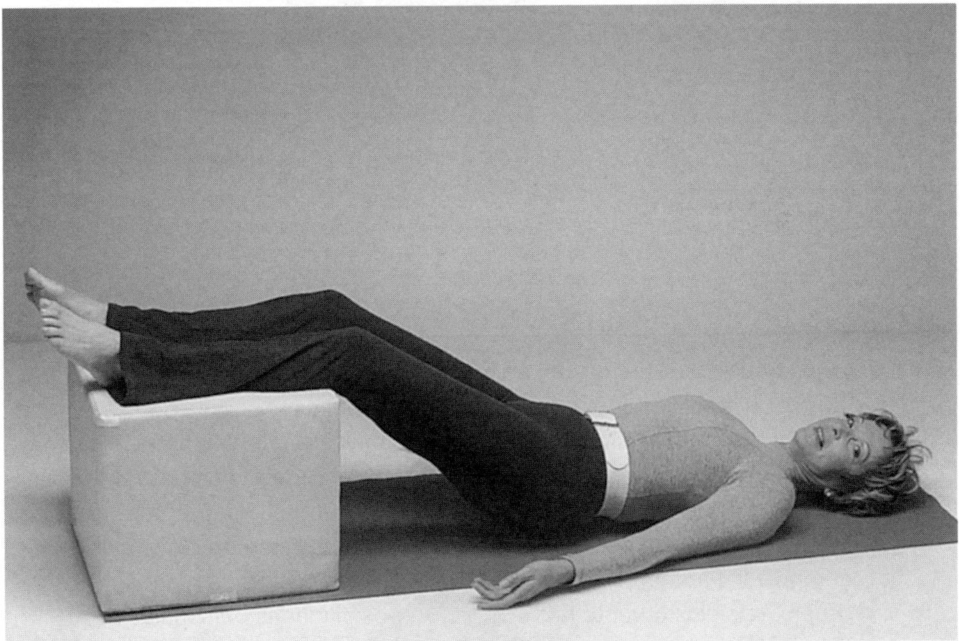

Figura 2

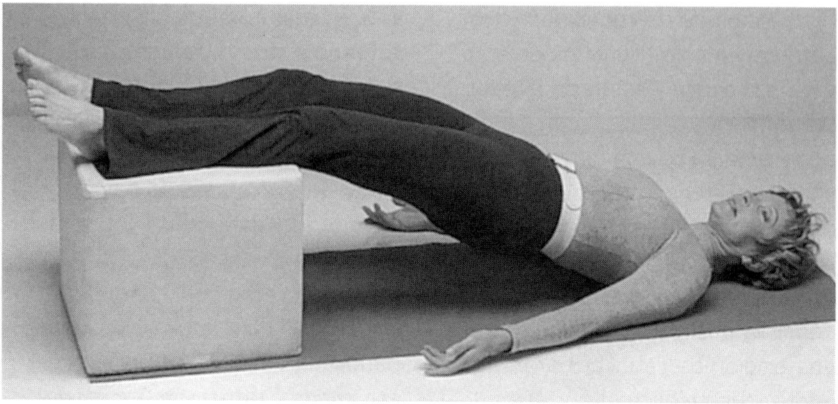

Figura 3

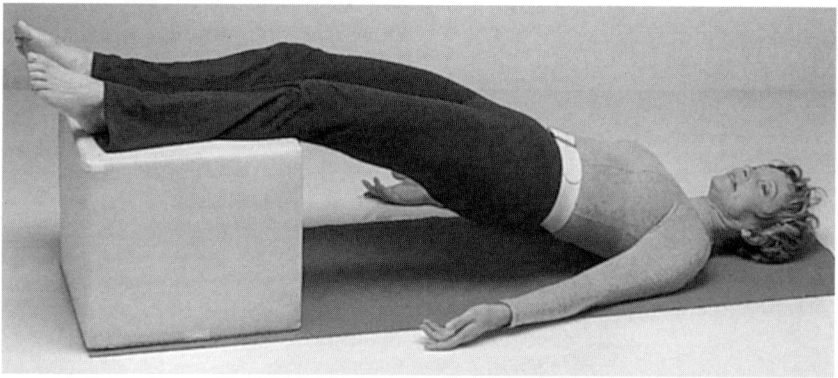

Figura 4

■ Centre ahora su atención en los brazos y hombros apoyados en el suelo: decida si prefiere girar las palmas de las manos hacia el suelo o el techo.

■ En combinación con la espiración empuje los hombros contra el suelo, relájelos durante la inspiración.

■ Al cabo de algunas repeticiones, presione los hombros simultáneamente contra el suelo y las pantorrillas contra la superficie de asiento. La pelvis se levanta casi automáticamente del suelo.

■ Dependiendo de las posibilidades personales de movimiento estará ahora en disposición de estirar lentamente las articulaciones de la cadera cuando se haya levantado la pelvis (fig. 3).

- Desde esta posición, comience a acercar primero la cadera derecha, después la izquierda hacia la axila. La amplitud del movimiento debe ser limitada, el ejercicio realizado con suavidad y de forma relajada, a un ritmo lento y más acelerado. (fig. 4, pág. 44)
- Incluya el movimiento del hombro, como una serpiente (fig. 5). Realice la combinación hombro-cadera con mucha lentitud. Hágase más ancho y grande, estírese a conciencia y note un estiramiento y el calor en la región de la espalda y cadera.
- ¿Recuerda el movimiento de cadera de la página 23? Intente realizarlo en la posición de escalera de una forma suave y fluida.
- Si le resulta agradable, realice este movimiento durante más tiempo. El esfuerzo lo notará en el aumento de la dificultad del flujo de movimiento. Haga una pausa y comience los ejercicios de nuevo cuando se sienta relajado y su ritmo respiratorio vuelva a ser normal.

Recomendamos que en su vida cotidiana, cuando note que el esfuerzo, el estrés, el frío y el dolor provocan contracturas en su espalda que limitan su movilidad, busque un apoyo estable en una pared, una puerta, un armario o similar. Friccione la región contraída hasta que esté caliente y comience a realizar los ejercicios de movilización practicados y los estiramientos, manteniendo una respiración tranquila, hasta que las contracturas desaparezcan (fig. 6).

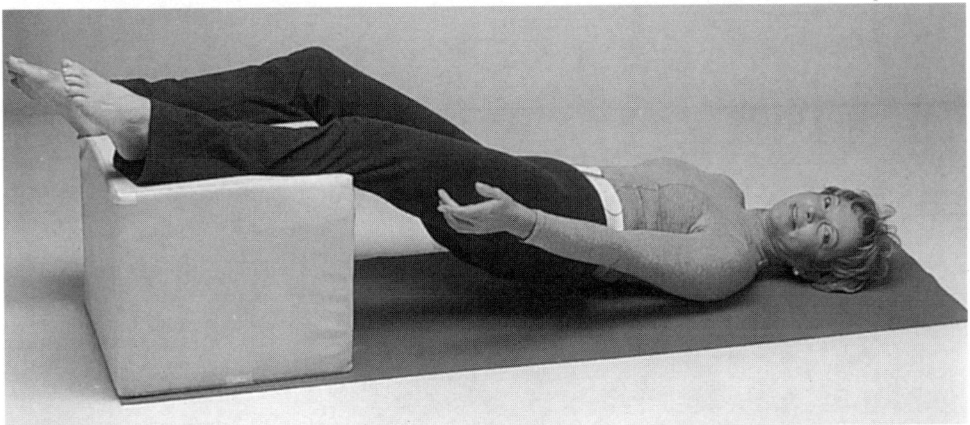

Figura 5

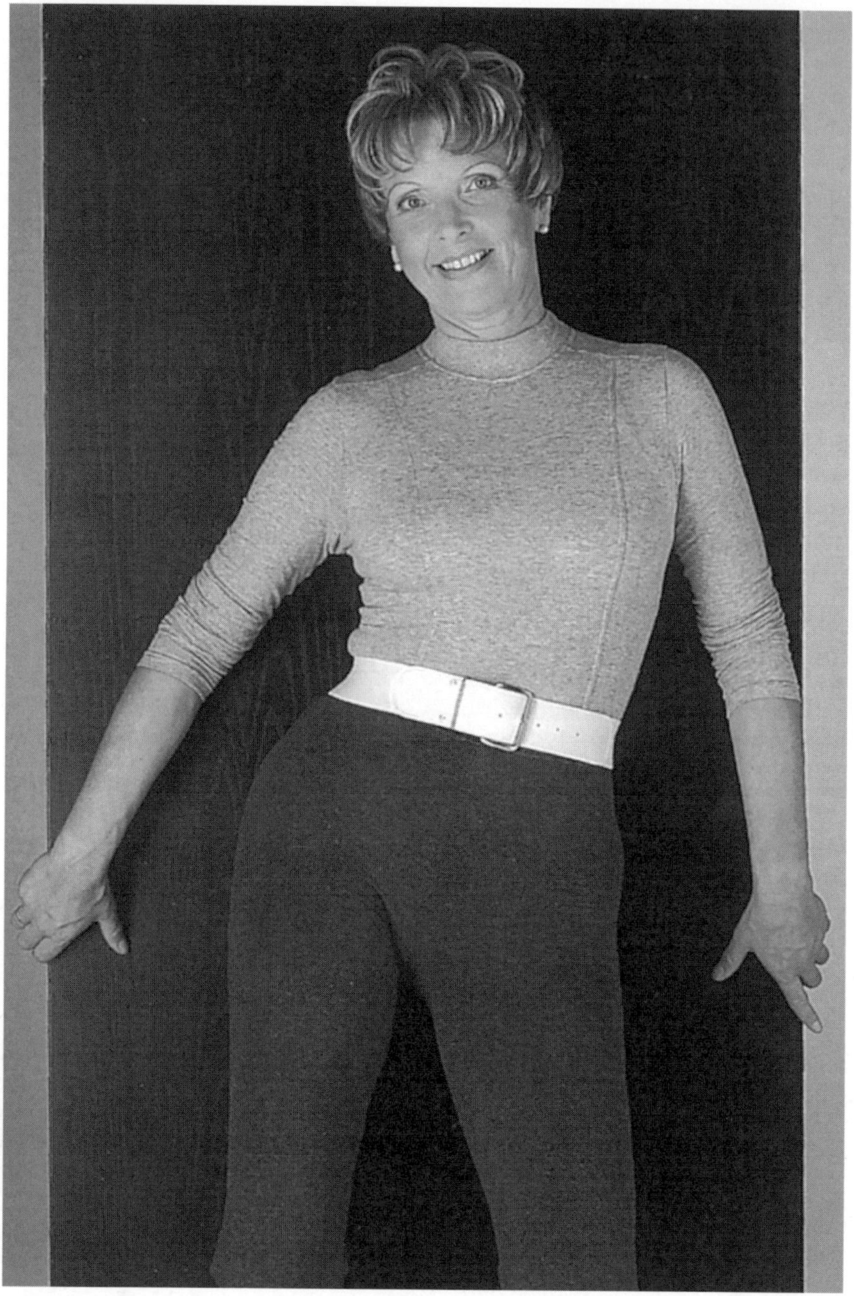

Figura 6

En la mesa, no solamente para comer – descansar los hombros

Compruebe la capacidad funcional de la articulación del hombro: ¿Puede colocar la mano sin esfuerzo en la nuca y la espalda? ¿Está en disposición de vestirse y desvestirse solo, realizar su aseo personal sin ayuda de terceros? ¿Prefiere utilizar la mano y el brazo de un determinado lado? ¿Por qué?

En comparación con otras articulaciones, la del hombro permite realizar muchos movimientos en diferentes direcciones, gracias, entre otras cosas, a los numerosos ligamentos y una musculatura bien desarrollada. Si este equilibrio está alterado, las limitaciones de la movilidad debilitan la musculatura. Precisamente las enfermedades inflamatorias de la articulación del hombro hacen necesaria mucha fuerza para llevar a cabo un movimiento. Dado que estos movimientos producen dolor, el afectado prácticamente no mueve esta articulación, lo cual conlleva la atrofia de la cápsula articular, el acortamiento muscular y su debilitamiento. Por esta razón, deberían moverse las articulaciones del hombro por completo al menos una vez al día, sometiéndolas a un ligero esfuerzo.

Parar ello se recomienda utilizar una mesa, sobre la cual pueda apoyar completamente ambos antebrazos: con ello se consigue descargar al menos la región de los hombros.

- Cuando se siente, procure cargar de forma uniforme ambos pies, mantener una postura de las piernas que esté de acuerdo con sus ejes y repartir el peso del cuerpo en las dos mitades del cuerpo.
- Los antebrazos, separados a la misma distancia existente entre los hombros, descansan paralelos sobre unas toallas dobladas de la misma longitud. Si tiene las manos y los dedos deformados a causa del reuma, descanse las articulaciones metacarpianas sobre un cilindro hecho, por ejemplo, de gomaespuma o toallas enrolladas. Levante ligeramente los hombros y déjelos caer de nuevo, como si quisiera apoyar aún más peso sobre la mesa (fig. 1).
- Retire el tronco de la mesa, redondee la columna lumbar.
- Deslice ahora el esternón por encima de la mesa y perciba como se estira la columna vertebral (fig. 2).

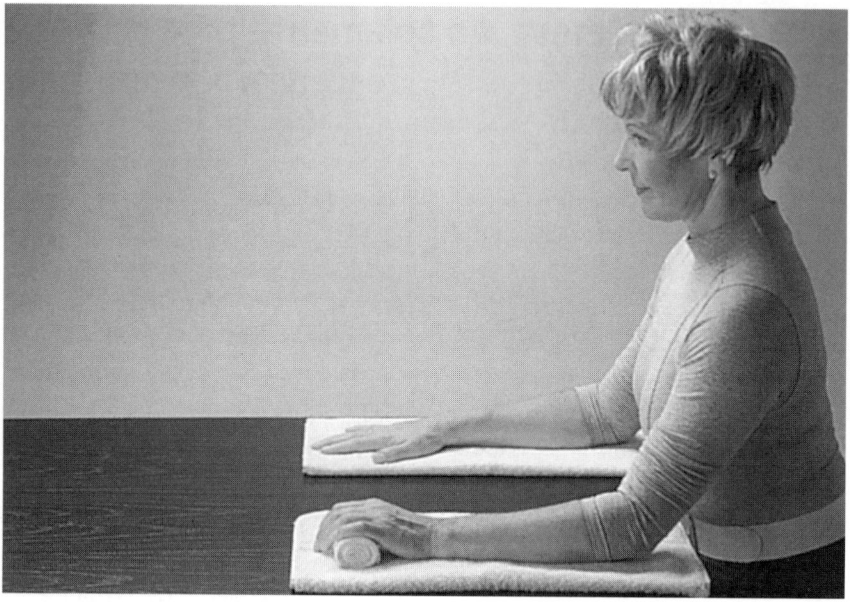

Figura 1

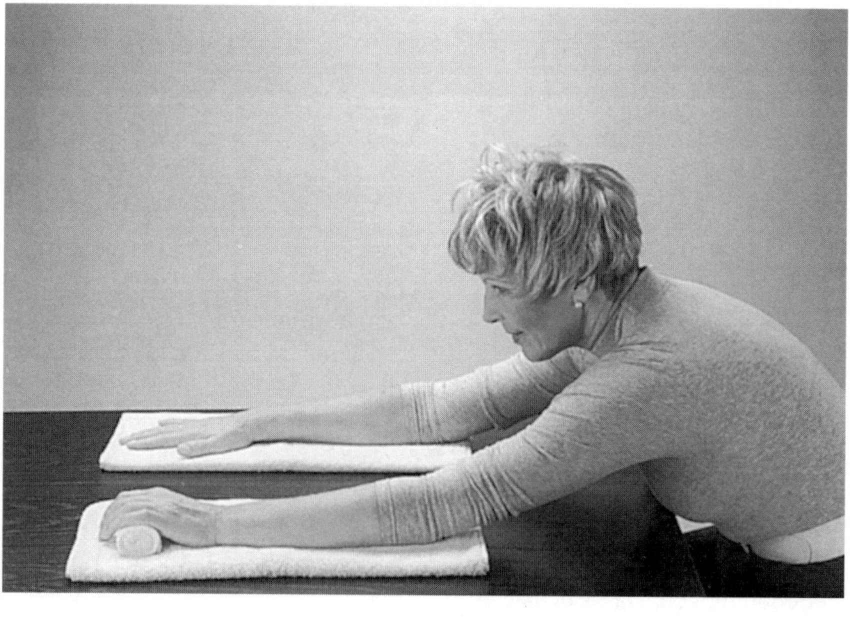

Figura 2

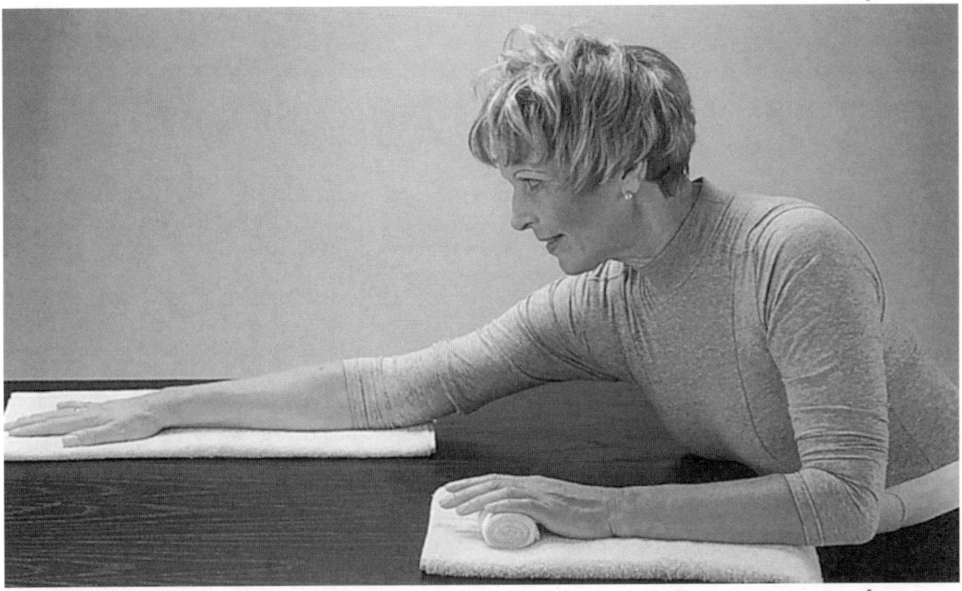

Figura 3

■ Los antebrazos apoyados sobre la mesa acompañan cada movimiento.
■ Aproveche el juego de conjunto de pelvis, tronco y brazos: permita que se muevan también los hombros pasivamente y se produzca un estiramiento suave.
■ Permita que el redondeo y el estiramiento con impulso fluyan desde la pelvis y repita tantas veces como sea necesario para que se sienta más flexible.
■ Aumente la distancia recorrida, aproveche la longitud de la mesa.
■ Modifique el movimiento cuando empuje primero el lado izquierdo del tronco, después el derecho, desde la pelvis. Se trasmitirá de forma automática a los brazos (fig. 3)
■ Con un ritmo acompasado y con una amplitud de movimientos cada vez mayor, deslícese desde el redondeo a la incorporación de la columna vertebral, de un lado al otro. Manténgase en movimiento tanto tiempo como le sea posible. Note cómo se genera calor, el cual contribuye a aumentar la capacidad de estiramiento.

El siguiente ejercicio requiere una participación más activa de los hombros:
■ Los antebrazos están en paralelo a la distancia existente entre los

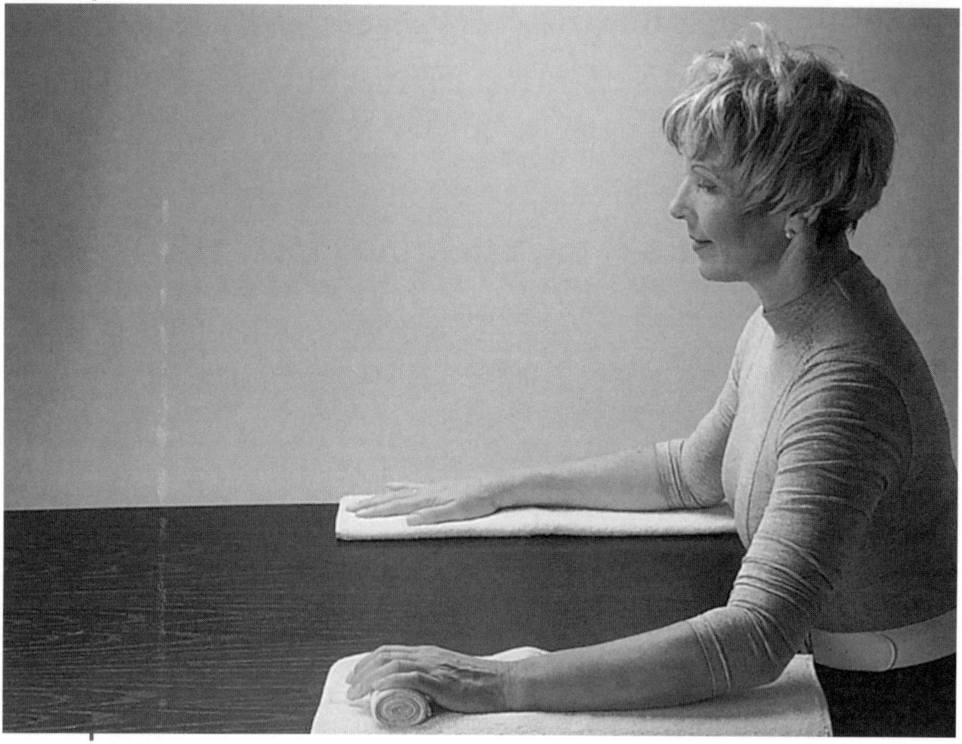

Figura 4

hombros. Con ayuda del tronco estirado se empujan los antebrazos hacia delante tanto como sea posible. El movimiento de separación, hacia atrás y de nuevo hacia delante forma un círculo, el cual debe seguirse con regularidad y sin interrupciones. Siempre participan el tronco y la pelvis, redondeándose cuando se estira hacia atrás y estirándose cuando se empuja hacia delante. Los antebrazos dibujan grandes círculos sobre la mesa, como si estuvieran "nadando" (fig. 4)

En la vida cotidiana aplique el siguiente ejercicio: siéntese a una mesa y apoye ambos antebrazos sobre ella. El impulso de movimiento que menos perjudica las articulaciones de los hombros es el que proviene de la pelvis y el tronco. Esta utilización de todo el cuerpo le da más flexibilidad y seguridad en los movimientos. Los músculos bien irrigados generan calor, mediante el cual puede eliminar con mayor facilidad los acortamientos de las articulaciones.

En la mesa va mejor – más movimiento para dedos y manos

Las manos hablan sobre las características de la persona a la que pertenecen. También permiten apreciar el envejecimiento y muestran una gran variedad de deformaciones, sean éstas consecuencia de la artrosis o del reumatismo inflamatorio crónico de las articulaciones. Mientras podemos sujetar, agarrar y girar todo con las manos les prestamos poca atención; sin embargo, las limitaciones de su movilidad nos hacen torpes o incluso sentirnos desamparados.

La mano sana tiene mucha movilidad: solamente hay que pensar en la sujeción de latas, el giro de llaves, la recogida de monedas o la escritura (fig. 1).

Los dedos de la mano reumática pueden presentar importantes desviaciones a la altura de las articulaciones metacarpofalángicas en dirección al meñique, pudiéndose producir limitaciones de la flexión y extensión de los dedos, con lo cual determinados agarres sólo son posibles de forma reducida o incluso imposibles (el

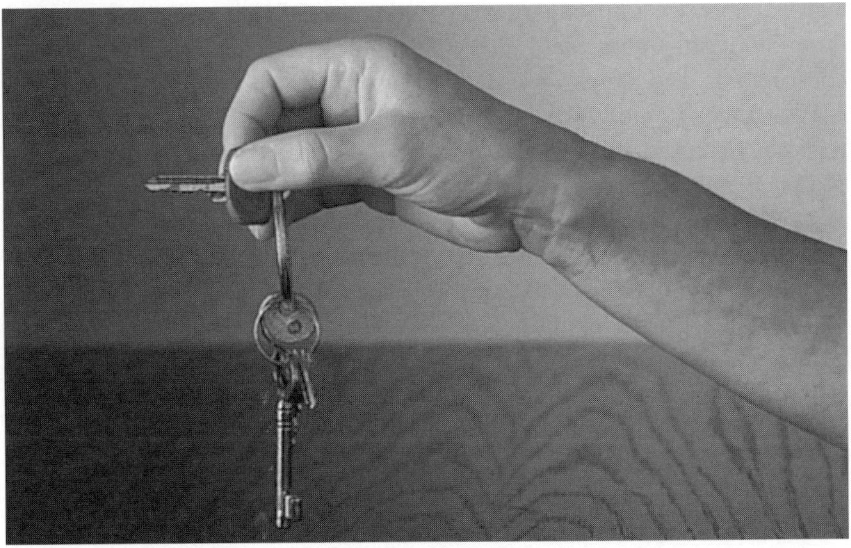

Figura 1

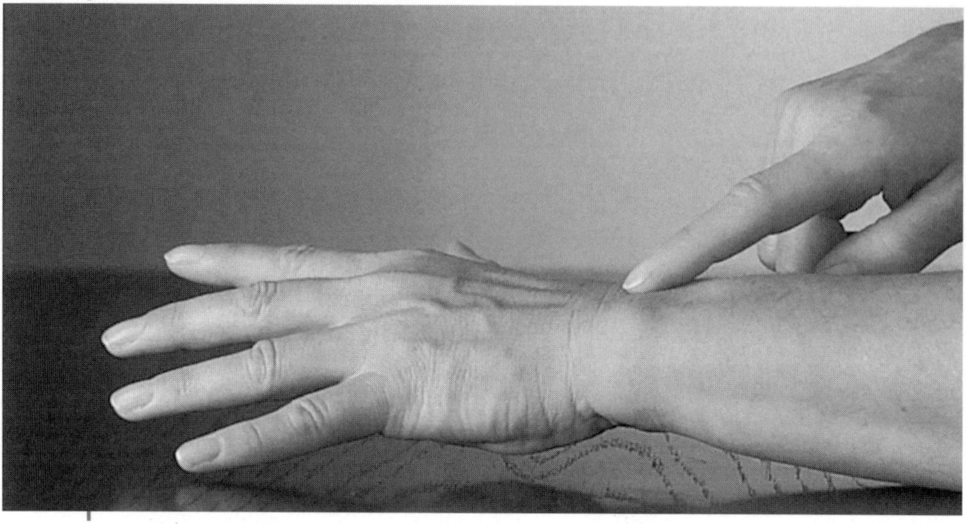

Figura 2

concepto de escoliosis también puede aplicarse a la mano).

Los ejercicios correctores realizados diariamente permiten al menos conservar funciones, pero también pueden eliminar contracturas. Los ejercicios deben realizarse con la menor carga posible, y cuando las desaxaciones sean graves, debe evitarse la movilización de las muñecas. Una muñeca estable permite una mejor capacidad de agarre de los dedos. Resulta muy agradable practicar en agua caliente.

Los ejercicios de fortalecimiento de los flexores de los dedos no son recomendables: si aparecen dolores debe interrumpirse el ejercicio.

■ Observe la mano detenidamente desde todos los ángulos, fijándose especialmente en dos aspectos:

1. En la palma de la mano, debajo de las articulaciones metacarpofalángicas, se observa una bóveda oblicua de musculatura.

2. Sobre el dorso de la mano se puede palpar o ver huesos y tendones que se extienden como rayos desde la muñeca a los dedos. Hay que prestar una especial atención al metatarsiano del dedo medio, que penetra en el antebrazo en una línea completamente recta (fig. 2)

■ Apoye en antebrazo y la mano sobre la mesa y apoye la bóveda oblicua con un pequeño cilindro o un libro. Comience ahora con el

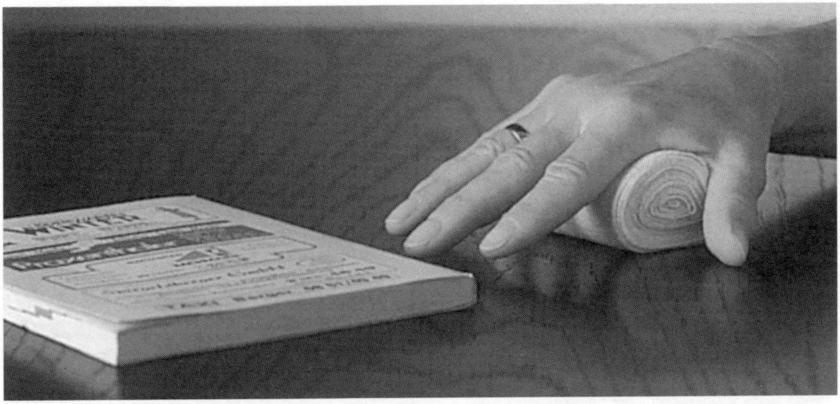

Figura 3

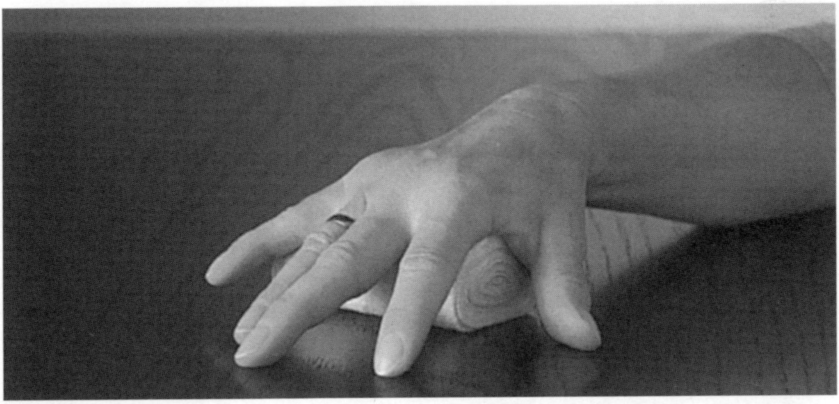

Figura 4

estiramiento longitudinal activo de las articulaciones de los dedos. Observe primero cómo aumenta de longitud el dedo medio, el anular, el índice, el meñique; separe el pulgar de la mano.

■ Repita este estiramiento y observe el eje formado por la muñeca-metatarsiano del dedo medio en línea recta. Con una ayuda para la orientación, por ejemplo, un lápiz, un libro o el borde de la mesa, puede observar el aumento de la longitud (fig. 3).

■ Desde el dedo medio separe uno tras otro los dedos y júntelos de nuevo en orden inverso. El dedo medio sigue siendo el eje de la mano, alrededor del cual se desarrolla el movimiento (fig. 4).

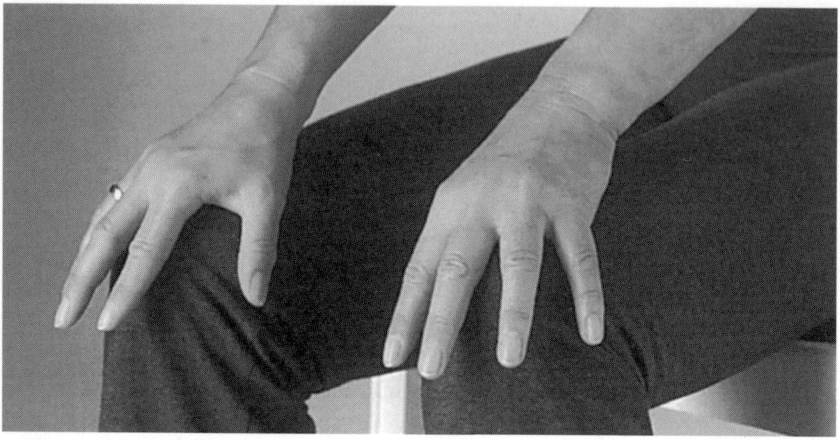

Figura 5

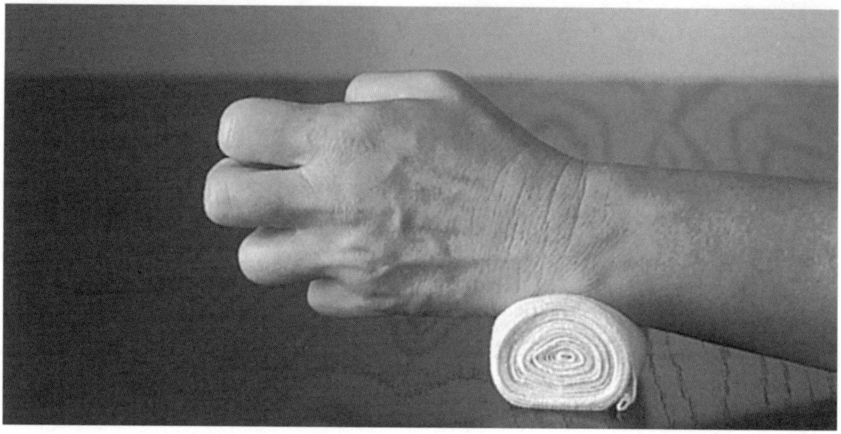

Figura 6

Si alguna vez no puede disponer de una mesa, los muslos y las rodillas constituyen un sustituto muy práctico (fig. 5)

■ Apoye el antebrazo y la mano sobre el lado del meñique sobre la mesa y coloque un acolchado debajo de la muñeca: flexione las articulaciones distales y proximales de los dedos formando un pequeño puño, las articulaciones metacarpofalángicas permanecen estiradas (fig. 6).

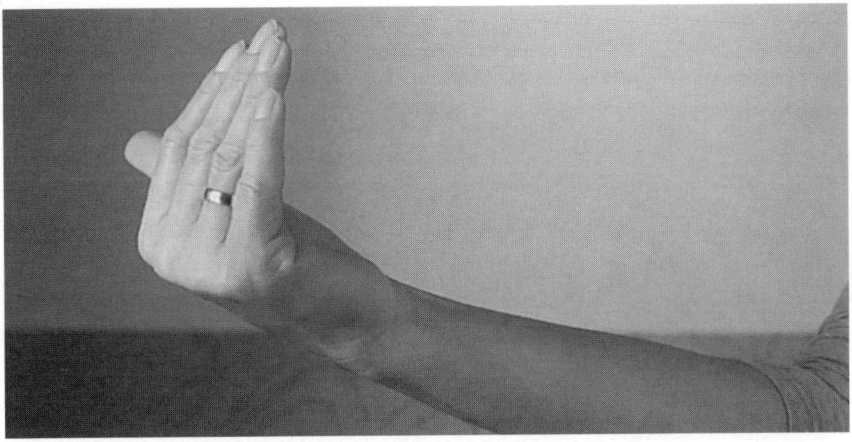

Figura 7

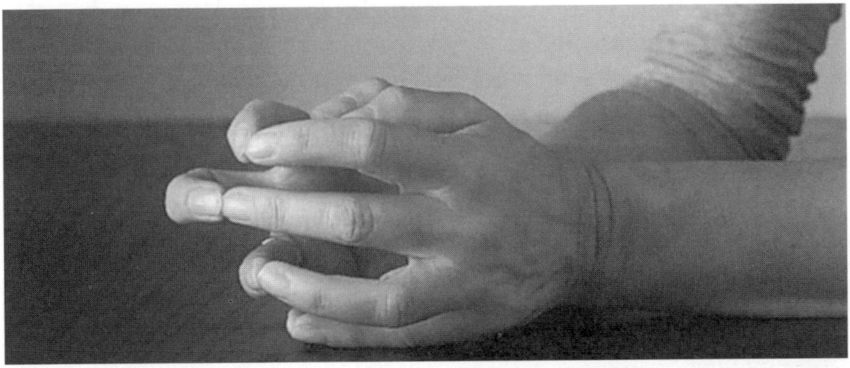

Figura 8

■ Flexione ahora las articulaciones metacarpofalángicas y deje estiradas las interfalángicas proximales y distales (fig. 7).

■ Toque con el pulgar la articulación metacarpofalángica del meñique y a continuación separe al máximo el pulgar.

■ Apoye ambos antebrazos y manos sobre una mesa como si quisiera agarrar una pelota de gomaespuma grande. Las yemas de los dedos se tocan mutuamente. Empuje una pareja de dedos tras otra hacia delante y atrás; la forma redondeada de las manos se conserva (fig. 8).

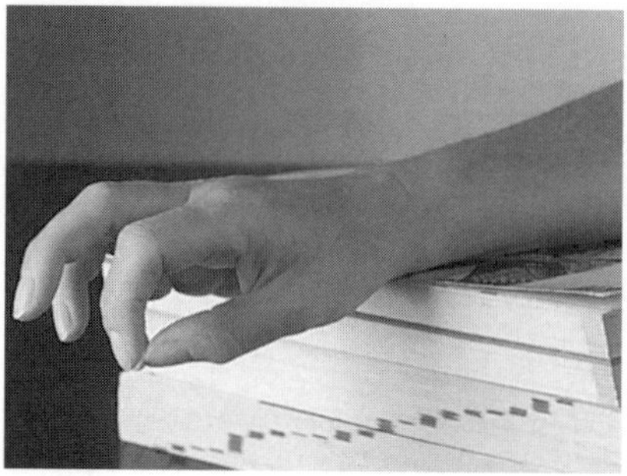

Figura 9

■ Deje que los dedos cuelguen por encima del borde de la mesa, corrija la posición de la mano en el eje formado por antebrazo-metatarsiano del dedo medio: mueva los dedos contra la fuerza de la gravedad en dirección al pulgar.

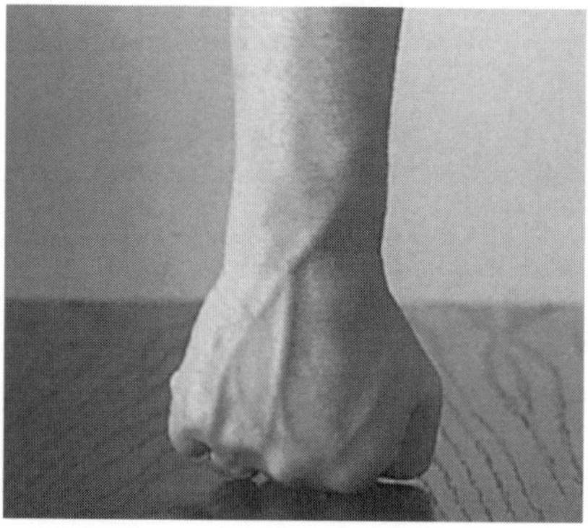

Figura 10

■ Ahora toda la mano cuelga del borde de la mesa o sobre un montón de libros: contra la fuerza de la gravedad, levante la mano en prolongación del borde de la mesa, corrija la posición de la muñeca en el eje antebrazo-metatarsiano del dedo medio y en el de los dedos.

■ Apoye el antebrazo y el dorso de la mano sobre la mesa: cierre las manos en puño, el pulgar queda fuera. Ahora estire los dedos, la próxima vez que cierre la mano formando un puño el pulgar quedará dentro de éste.

■ El pulgar toca las yemas de cada dedo una tras otra, la muñeca permanece en la posición corregida (fig. 9).

■ Sacuda manos y brazos para relajarlos: para levantarse apóyese sobre el puño sobre la mesa y evite ejercer presión sobre la mano flexionada. También debe evitar la posición de oración con manos completamente flexionadas (fig. 10).

La presión sobre pelotas de gomaespuma produce lesiones en las articulaciones metacarpofalángicas, como también amasar pastas de consistencia blandas, por lo cual deben evitarse.

Cuerpo en movimiento – un juego de conjunto de varias articulaciones

El movimiento armónico que no perjudica las articulaciones es siempre el resultado del juego de conjunto de varios grupos musculares. Si no pueden utilizarse determinadas articulaciones a causa de alteraciones de las cápsulas o acortamientos musculares, pueden conservarse al menos los impulsos de movimiento con la ayuda de la actividad de otras articulaciones. Por esta razón, en el programa de entrenamiento de una persona enferma de reuma, la protección activa de las articulaciones desempeña un papel fundamental. En las situaciones cotidianas significa lo siguiente: ¡Evite los esfuerzos máximos siempre! La sobrecarga provoca graves daños en la articulación, ya que pueden desaparecer allí los mecanismos de protección, lo cual daña aún más la articulación. Por esta razón, el afectado debe aprender a distinguir por sí mismo dónde se encuentran los límites de movimiento y esfuerzo y cómo debe repartir las actividades y las pausas. El ejercicio diario sirve de prevención, incluso fregar los paltos en agua caliente forma parte del entrenamiento, produciendo una sensación agradable. Si al realizar este tipo de movimientos aparecen dolores pueden ser signo de sobrecarga. Sin embargo, el desarrollo de movimientos cotidianos no constituye un entrenamiento en sí.

Varios sistemas articulares trabajan cuando pasa de la posición de pie a la de decúbito supino. Elija un apoyo estable, tal y como ya se ha dicho antes (silla, taburete, armario bajo), apóyese allí con una posición de antebrazo/mano que se corresponda con los ejes y deslícese con la pierna más "débil" hasta la posición de caballero orante. Apoyándose de nuevo en el suelo o sobre la superficie donde se estirará, ruede sobre el costado hasta colocarse en decúbito supino.

- Primero los aprovechará para estirar las piernas sobre su cara posterior. Sin presión pero sin interrupción, estire varias veces las rodillas. Debe realizar este ejercicio varias veces al día.
- Ahora apoye las pantorrillas sobre una superficie acolchada, una silla o un taburete. Compruebe que la espalda está apoyada sobre el

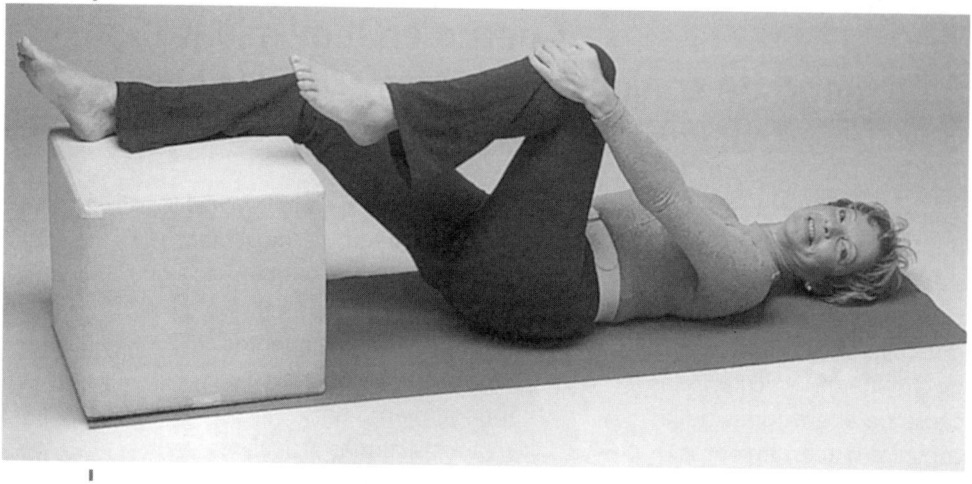

Figura 1

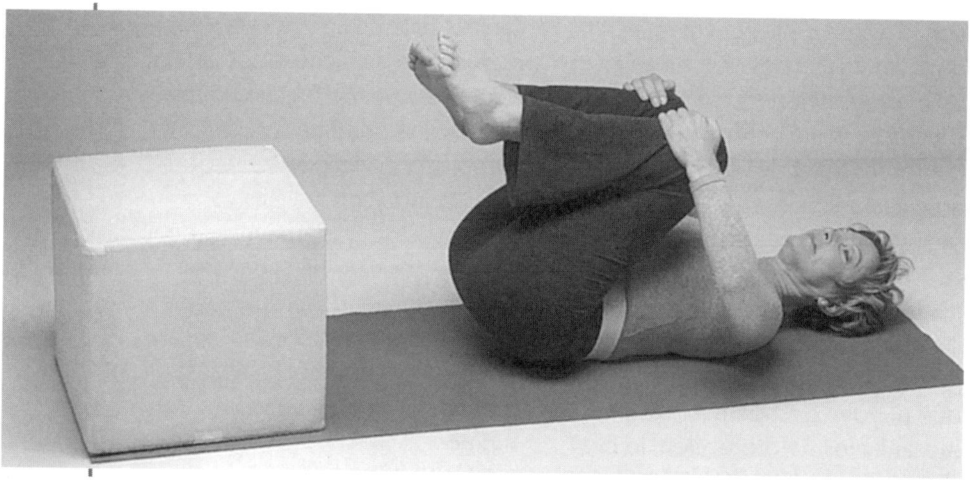

Figura 2

suelo a la altura de hombros, columna vertebral y articulaciones de la cadera.
Acerque primero una rodilla al pecho, después la otra. Desde fuera, sujete los muslos cerca de la rodilla y empuje ambas al mismo tiempo hacia el pecho. Note el apoyo de la espalda sobre la base y cuando empuje y relaje los brazos note cómo se mueven también los hombros; al mismo tiempo, conseguirá un estiramiento de la columna lumbar (figs. 1 y 2).

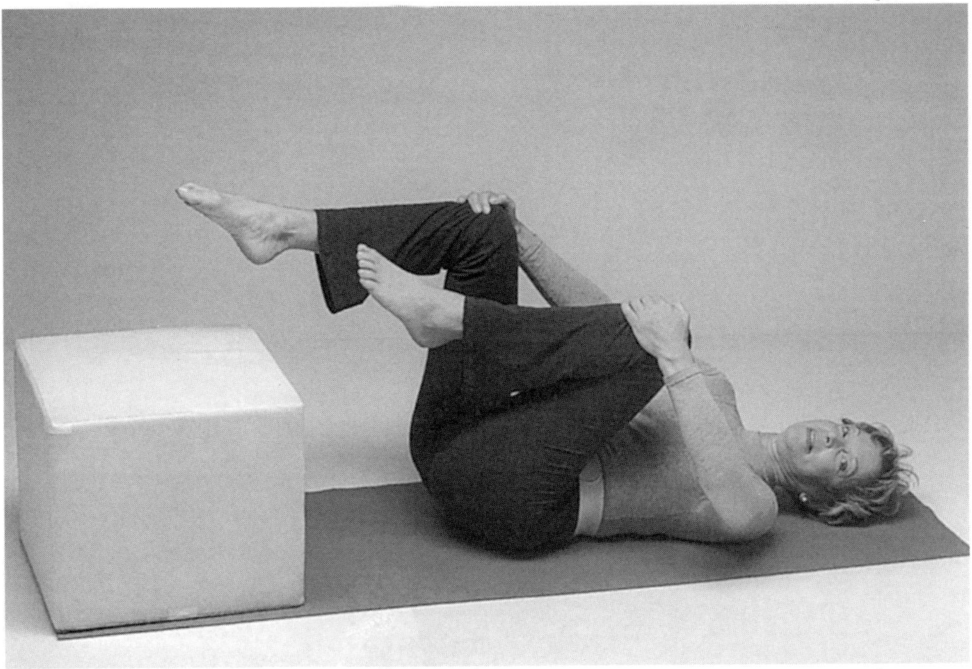

Figura 3

■ Notará más claramente cómo se mueven también los hombros si acerca alternativamente las rodillas al tórax (fig. 3).

■ Apoye ambas pantorrillas sobre el acolchado. Con la presión de las piernas sobre la superficie de apoyo levante las nalgas (¡tensar los músculos!) del suelo. En combinación con la espiración puede tensar y relajar de forma rítmica: inspirar al relajar, espirar al tensar.

■ Después de la relajación active en esta posición los músculos abdominales, presionando con fuerza la columna lumbar y el cóccix contra el suelo. También los brazos se tensan. Contraiga ahora el vientre como una red y manténgalo así al menos durante 10 segundos. Repita esta contracción varias veces y siga respirando con normalidad.

■ Entrelace las manos, flexione los brazos y colóquelos en el suelo por encima de la cabeza; allí estire los codos. Separe las manos y mueva de nuevo los brazos por los lados hasta alcanzar la posición inicial (figs. 4, 5 y 6).

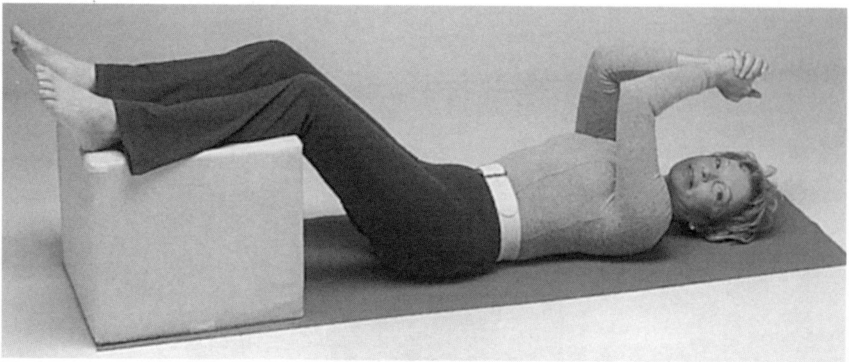

Figura 4

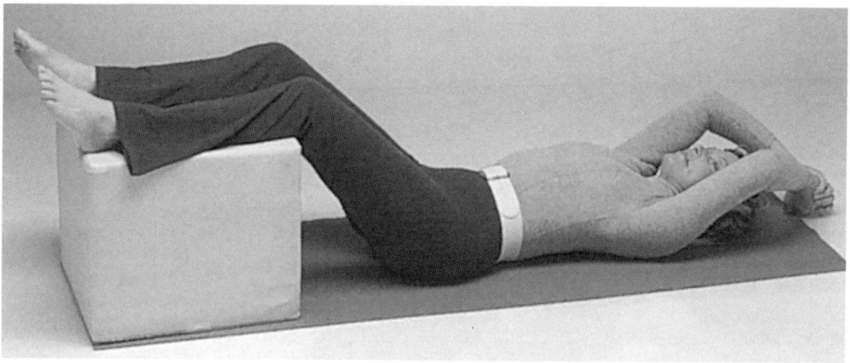

Figura 5

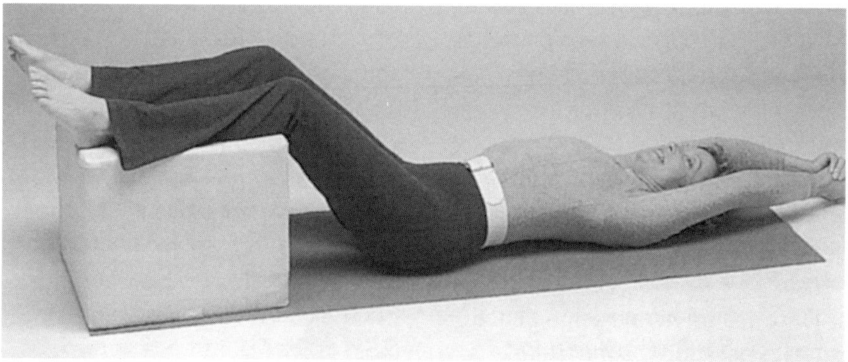

Figura 6

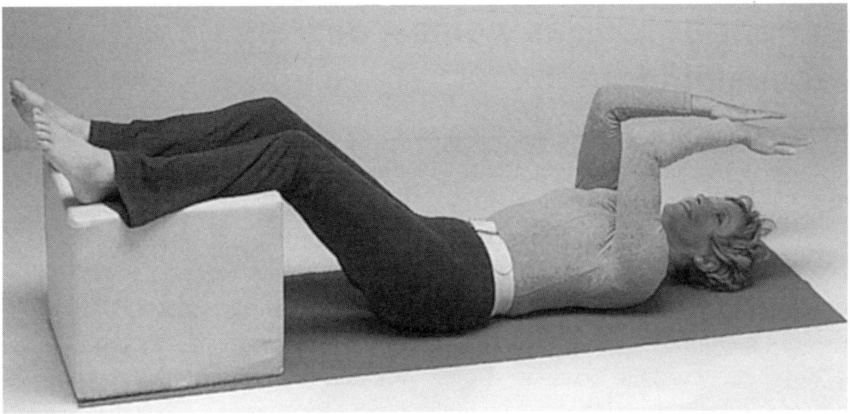

Figura 7

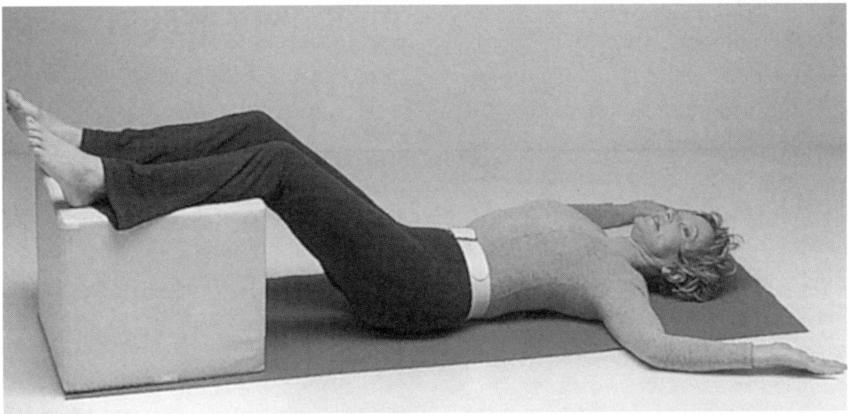

Figura 8

■ Intente realizar el mismo ejercicio con los brazos estirados: entrelace las manos y estire los brazos hacia las rodillas. Ahora levante los brazos y muévalos estirados hacia el suelo por encima de la cabeza.

■ Suavemente, sin esfuerzo, flexione los codos y gire las palmas de las manos hacia la cara. Al estirarlos gire las palmas de las manos en dirección al suelo (fig. 7).

■ Finalmente, apoye los codos en el suelo a la altura de los hombros. Es conveniente combinar este ejercicio con el ritmo respiratorio (fig. 8):

Beneficiar rodillas y pies – descarga, movimiento

Existe una relación muy estrecha entre la capacidad de movimiento y la amplitud de movimiento de las articulaciones de cadera, rodilla y tobillo, así como de los dedos del pie. Si en alguna de ellas se altera la forma o la carga, las demás articulaciones sufren las consecuencias. Si, por ejemplo, no está en condiciones de estirar las rodillas en posición de pie, se produce un aumento de la flexión de las articulaciones de la cadera que también afecta a la columna vertebral. Más adelante se observa una alteración de la marcha a causa de la inestabilidad; también los dolores y deformaciones de los pies contribuyen a ello. Por esta razón, aun cuando los pies estén sanos hay que procurar llevar un calzado adecuado: se comienza con zapatillas de casa blandas que solamente deben llevarse durante el mínimo tiempo posible o eliminarse por completo. Los zapatos deben transmitir el peso del cuerpo al suelo y repartirlo sobre éste. Los zapatos con cordones o cierre de velcro a causa de las "manos reumáticas" se sujetan bien al pie, el talón es recubierto por una protección fuerte. La parte central del zapato debería ser estable, no ser flexible ni poderse deformar a lo largo del eje longitudinal. Debajo del antepie se recomienda llevar una suela gruesa pero blanda para no notar las piedrecillas. Es mejor que los dedos puedan estirarse en la articulación metacarpofalángica, teniendo el suficiente espacio en todas las direcciones. El tacón debería tener una altura preferiblemente de 2,5 a 4 cm, pero depende siempre de la forma o de la movilidad del pie.

La higiene de los pies es importante para las personas que sufren reuma. En los pies deformados aparecen con rapidez llagas muy dolorosas, sobre todo en los bordes óseos. Si se llevan zapatos ajustados se producen irritaciones y las consiguientes infecciones.

Los ejercicios preventivos son más beneficiosos cuando se llevan a cabo en agua caliente, cuando no existe dolor y se observa una cuidadosa higiene de los pies, por lo cual nuestro programa debería estar precedido al menos de un baño de pies caliente.

■ Siéntese en una silla sobre una superficie elevada (acolchado grueso o listín de teléfonos). Los

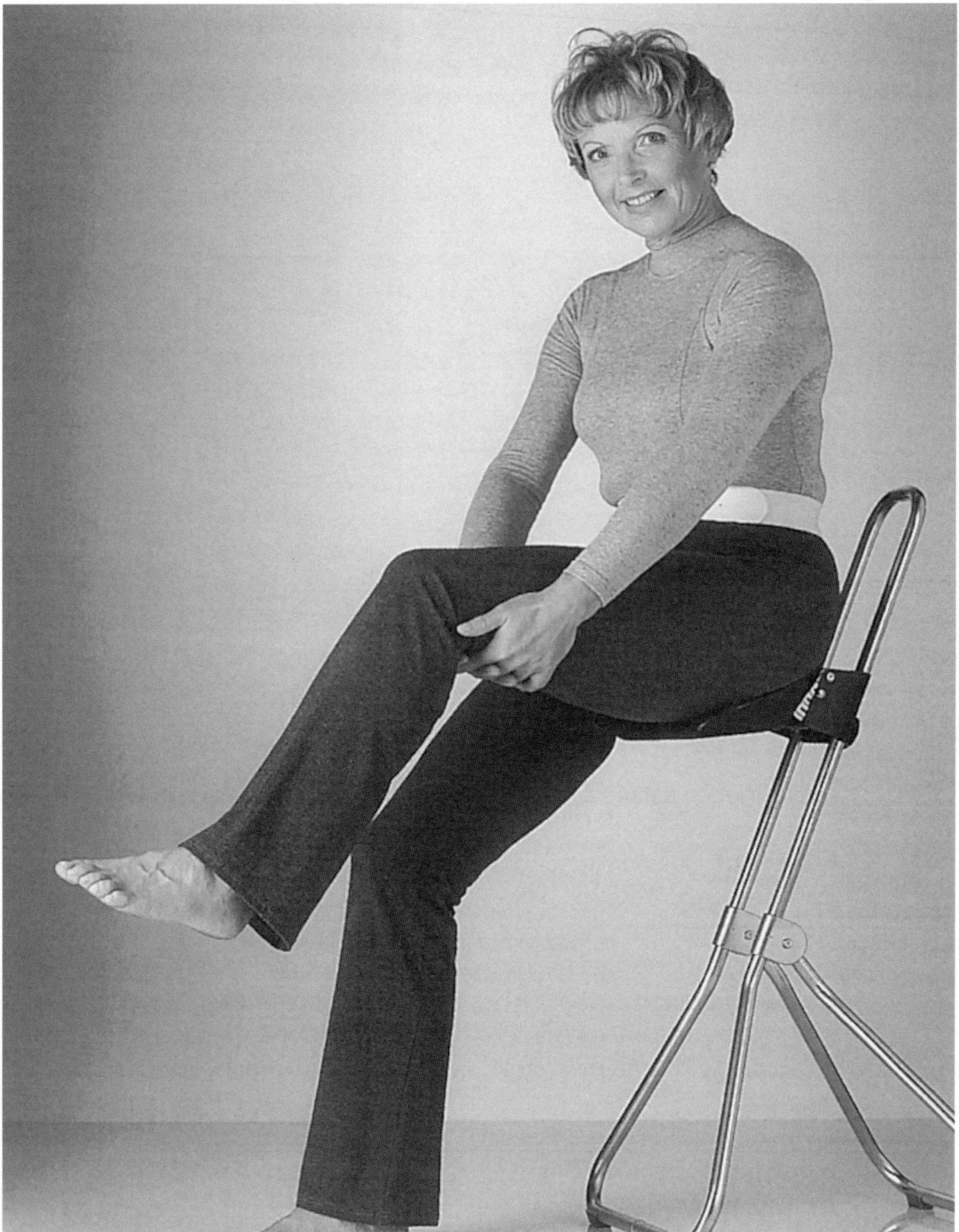

Figura 1

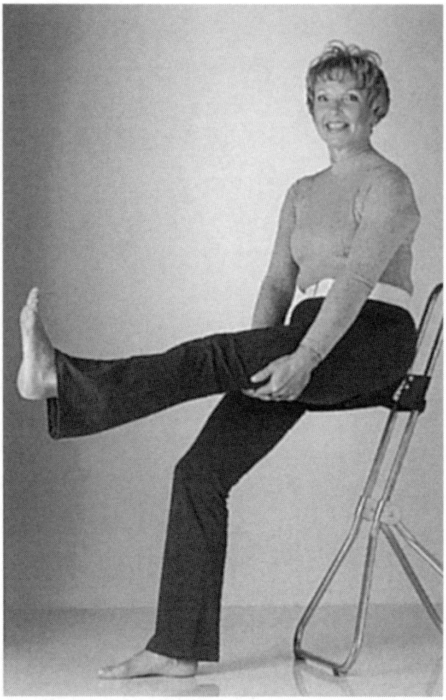

Figura 2

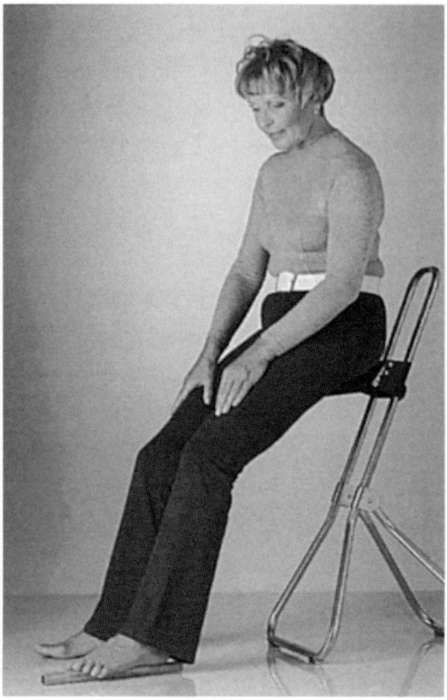

Figura 3

muslos deben estar inclinados hacia abajo claramente.

- Sujete el hueco posterior de la rodilla de una pierna con ambas manos y levante las pantorrillas de tal forma que cuelguen de sus manos.
- Permita que la pantorrilla se balancee de un lado para otro (figura 1).
- Repita tantas veces como sea necesario para que perciba perfectamente la sensación de la pantorrilla suspendida.
- Aumente el balanceo intentando estirar la rodilla (fig. 2)

- Apoye los pies en el suelo en posición paralela y una distancia equivalente a la que existe entre las caderas. Intente hacer que el pie crezca en longitud en dirección hacia los dedos del pie, evite la extensión excesiva de las articulaciones metacarpofalángicas.
- Una variante puede consistir en apoyar el pie a lo largo de una barra o un cilindro duro y dejar que "crezca" sobre éstos (fig. 3).
- Los pies se apoyan paralelos sobre el suelo, los dedos se estiran. Intente separar los dedos en abanico y cerrarlos de nuevo.

■ Al cerrarlos, contraiga los dedos de tal forma que se contraigan los músculos de la planta del pie y se levanten del suelo. Es importante conseguir la extensión de las articulaciones interfalángicas proximales y distales.
■ Levante ambos pies desde los dedos, apóyelos sobre los talones y bájelos de nuevo. Flexione las articulaciones de los tobillos y procure mantener una posición acorde con los ejes.
■ Levante los pies de forma alterna y perciba el trabajo de los músculos que elevan los pies junto a la espinilla. Repita el ejercicio hasta que aparezca una sensación de fatiga en los músculos.
■ Levante ambos pies al mismo tiempo y gírelos hacia fuera y adentro. Conserve el eje de la pierna, al mismo tiempo note y observe la participación de las articulaciones de rodilla y cadera. Si apoya las manos en la ingle, podrá palpar el movimiento.
■ También si coloca los pies en posición paralela hacia derecha e izquierda, conseguirá una mayor movilidad de las articulaciones (fig. 4).

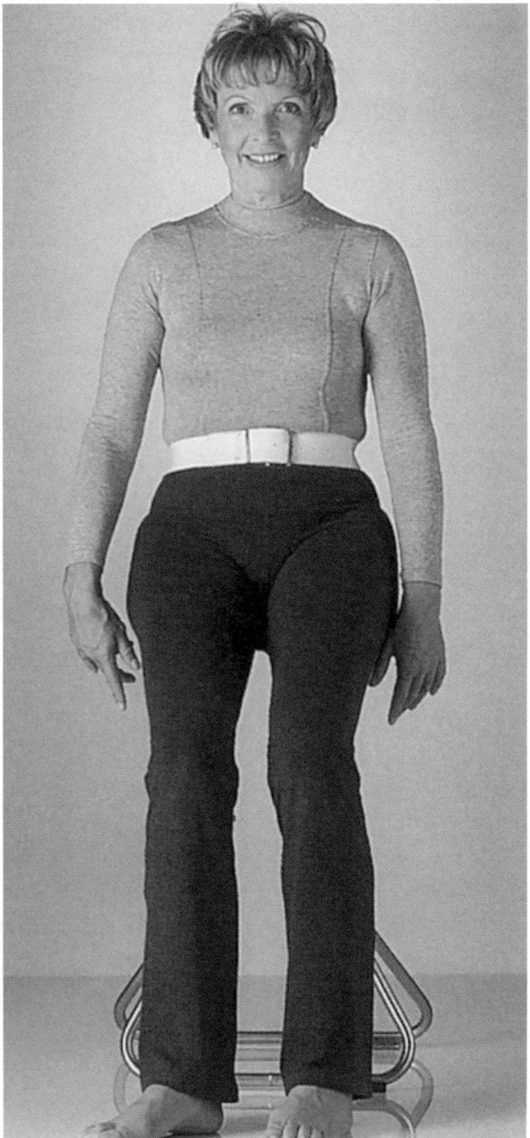

Figura 4

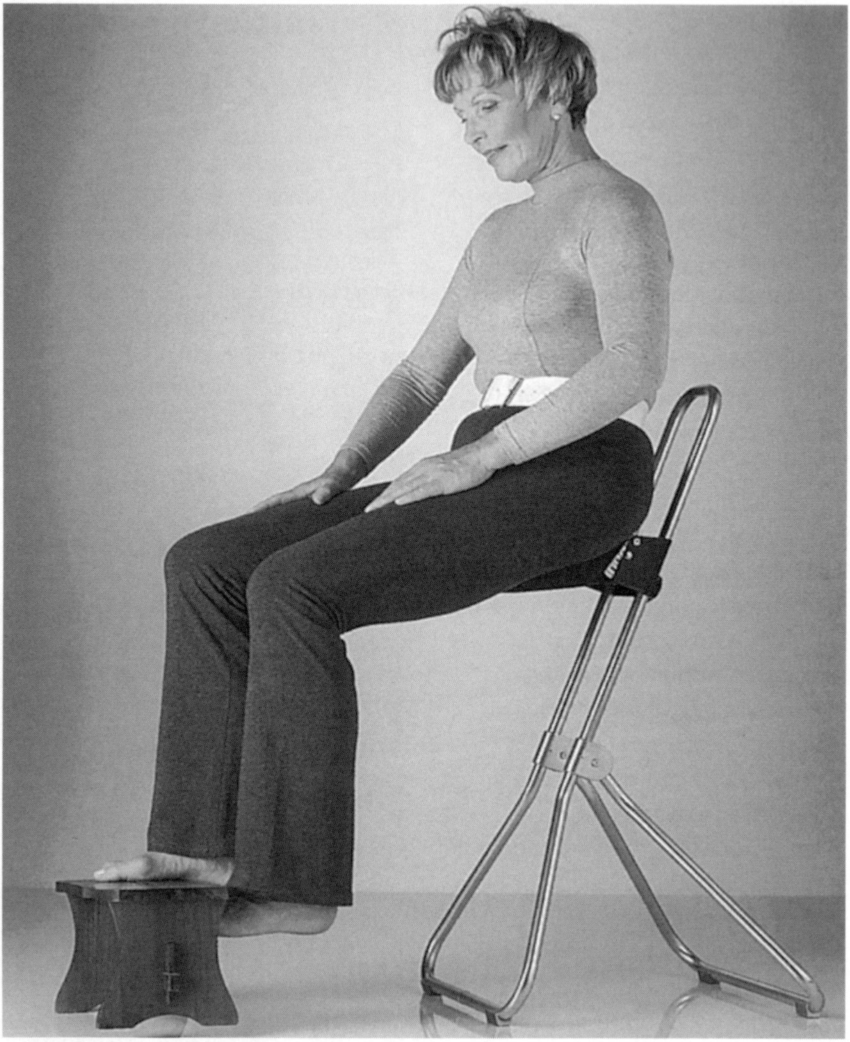

Figura 5

■ Coloque un taburete bajo o similar en el suelo delante de los pies. Apoye un pie sobre la tabla del taburete, el empeine del otro pie está en contacto con la parte inferior de la tabla. Al mismo tiempo presione y empuje, una vez desde arriba hacia abajo, otra desde abajo hacia arriba (fig. 5).

Procure siempre que todos los movimientos estén orientados de acuerdo con el eje de su cuerpo.

Dinamismo en posición echada – ya va mucho mejor

La columna vertebral es el órgano que forma el eje principal de nuestro cuerpo, de ella parten los impulsos de control de los movimientos. Sin embargo, su movilidad está sujeta a determinados factores distorsionadores como, por ejemplo, las contracturas musculares, producidas por el dolor.

Toda persona afectada de reuma, sobre todo el enfermo crónico, debería mover a conciencia todas las articulaciones al menos una vez al día y someterlas a una ligera carga. La velocidad del movimiento es baja y no produce dolor. Las pausas necesarias deben mantenerse y se aprovecharán las fases de relajación para respirar con tranquilidad.

- Con la espalda apoyada y sujetándose a una silla o taburete, deslícese de la postura erguida a la de caballero orante, después en posición sentada de lado y adopte finalmente la posición de decúbito supino con las piernas flexionadas.
- Perciba la superficie de apoyo debajo de la espalda. Con la inspiración "ensánchese", con la espiración relájese.
- Apoye las manos sobre el vientre y deje que la inspiración se extienda por el talle (fig. 1).

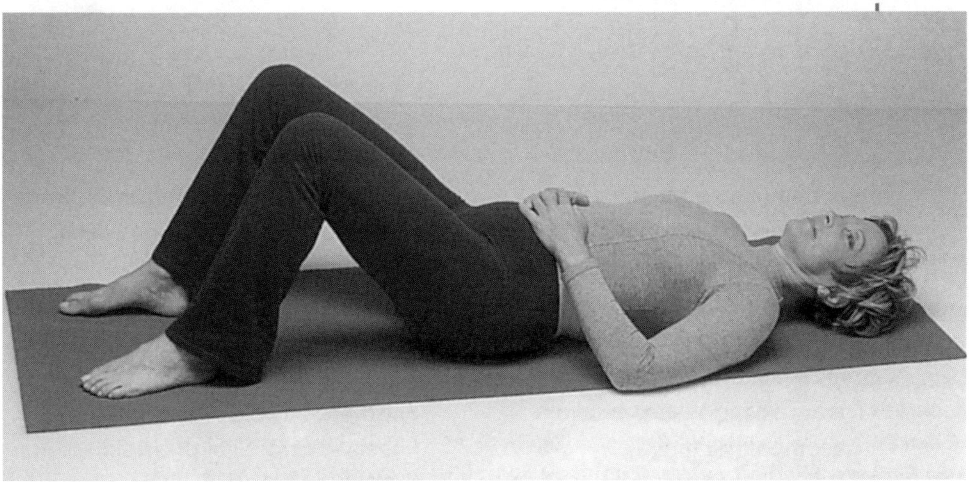

Figura 1

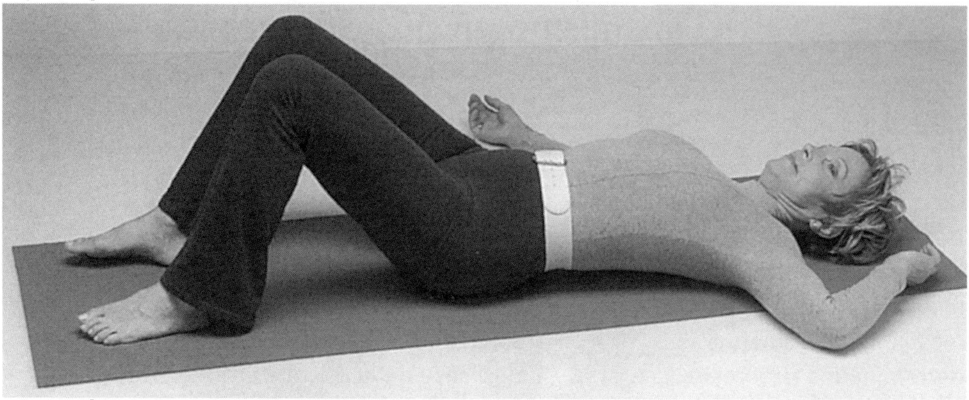

Figura 2

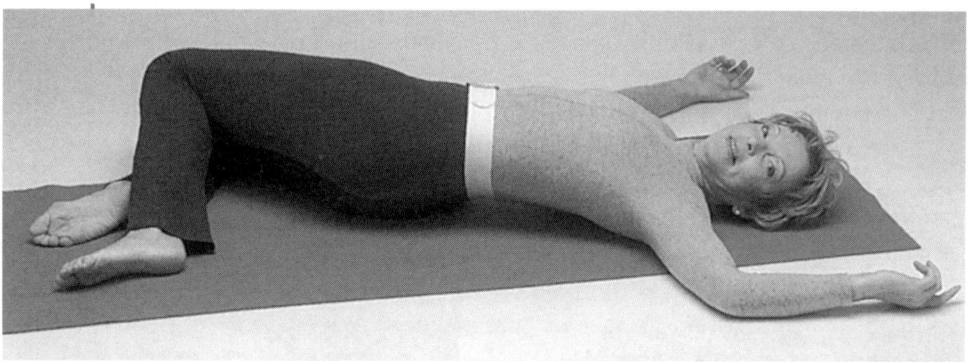

Figura 3

■ Centre su atención en el movimiento de la pelvis: con la inspiración empuje un lado de la pelvis en dirección al talón, en la espiración vuelva a la posición inicial. Estírese a fondo manteniendo la respiración acompasada (fig. 2).

■ Gradualmente cambie el ritmo, estírese y aumente la velocidad, se suman cambios ininterrumpidos de un lado al otro. La rigidez inicial desaparece.

■ Cuando los músculos estén calientes y dúctiles, permita que las dos piernas flexionadas caigan primero hacia un lado, después hacia el otro. Si al principio resulta difícil, comience con una pierna y deje que la otra la siga (fig. 3).

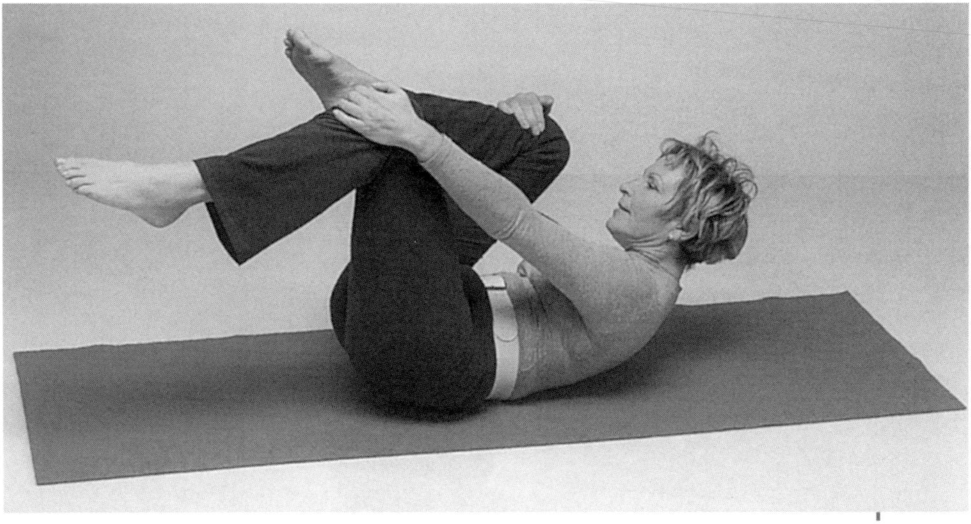

Figura 4

■ La cabeza, los hombros y los brazos permanecen en contacto con el suelo si es capaz de dejar caer las piernas al suelo por su propio peso. En todos estos movimientos la pelvis no se separa del todo del suelo.

■ Ahora acerque ambas rodillas al pecho y sujete las pantorrillas cerca de las rodillas; los brazos están relajados. Acerque las rodillas de forma alterna aún más al pecho. Juegue con este movimiento de balanceo, que incluye la cara posterior de los hombros hasta la pelvis. Flexione y estire los brazos al mismo tiempo y ayude al flujo de movimiento que se extiende de forma armoniosa por el tronco (fig. 4). Practique con ambas piernas simultáneamente. Tense y relaje los músculos de la espalda de forma rítmica.

Desde la posición anterior, con las manos en las rodillas, ruede primero hacia un lado, después vuelva a la posición de decúbito supino y realice el ejercicio hacia el otro lado. Comience con una rodilla, después siga con la otra. Finalmente realizará con tanta fluidez el ejercicio de giro que desaparecerán las molestas contracturas musculares permitiendo que disfrute del ejercicio (figs. 5 y 6).

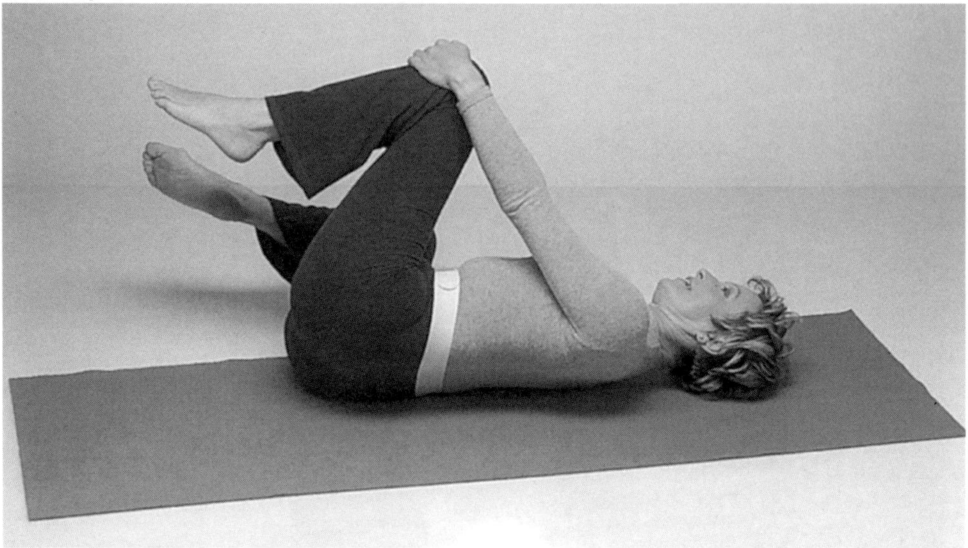

Figura 5

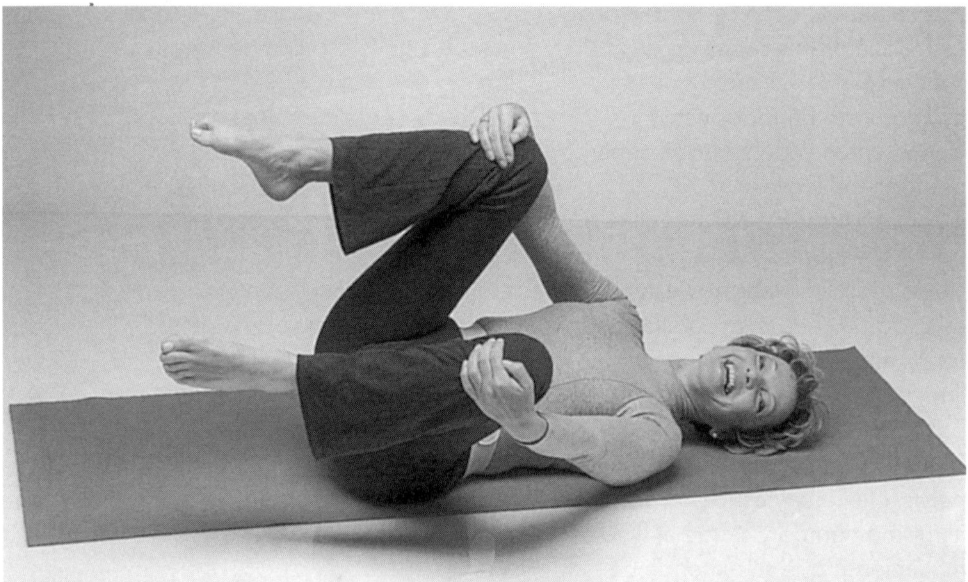

Figura 6

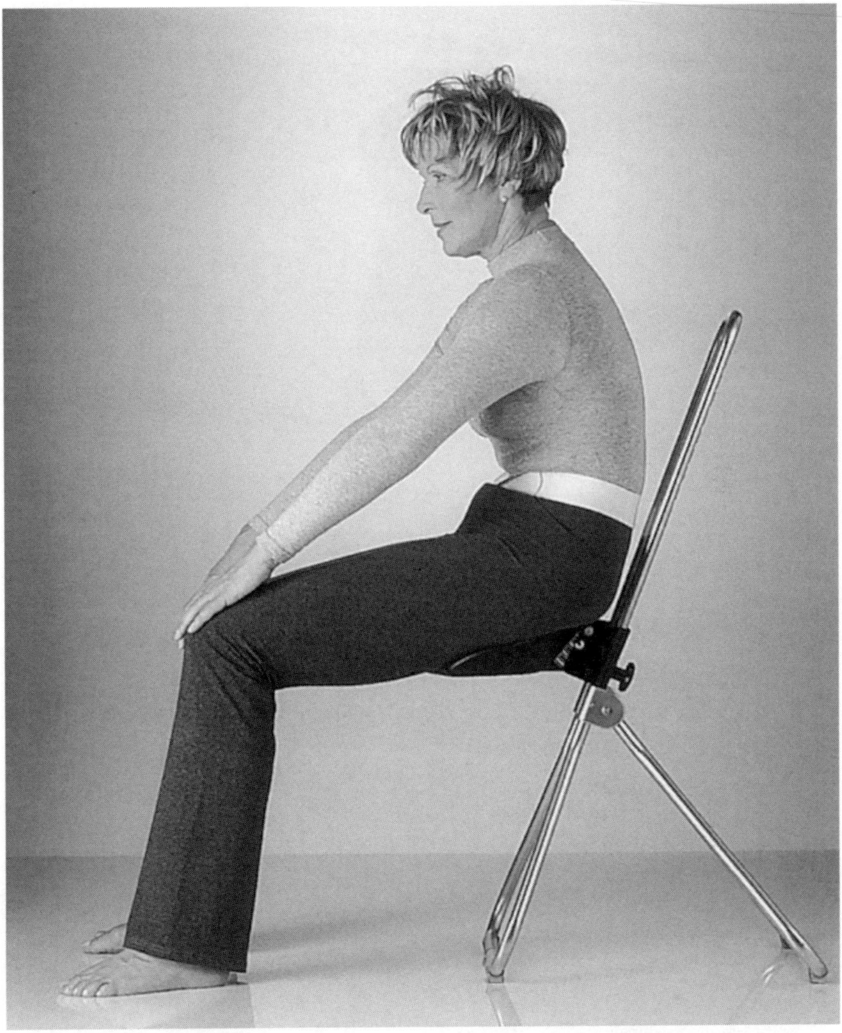

Figura 7

■ Aumente la rotación formando un círculo, ampliando el radio alrededor de los hombros y la pelvis. Con la flexión y extensión de un brazo tras otro lo conseguirá y sentirá sus beneficios.

Si después de la actividad cotidiana quiere incluir una pausa de movimiento, siéntese en un taburete o una silla (de forma que quede bastante espacio para el movimiento de la espalda).

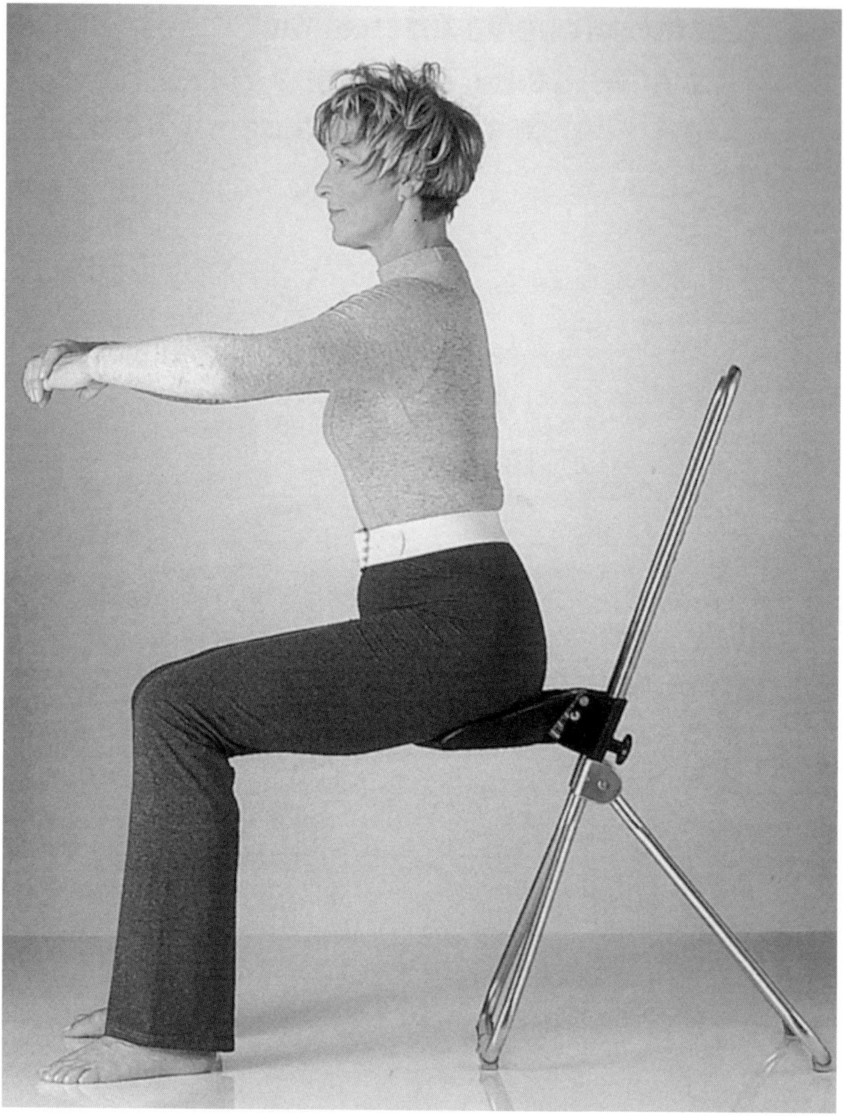

Figura 8

Ahora transmita el redondeo, empuje lateral e incorporación del tronco en la posición sentada, lenta o rápidamente, siempre de acuerdo con su temperamento (figs. 7 y 8).

En la mesa puede ser más fácil – descarga y movimiento de la columna vertebral y las articulaciones de los hombros

¿Sabía que la cabeza de una persona puede tener un peso de 5 a 6 kilos? Y este peso descansa sobre la columna cervical, la cual sometemos a los diferentes esfuerzos, por ejemplo, la rotación constante de la cabeza en condiciones negativas desde el punto de vista estático (inclinación hacia delante, atrás y lateral, realizada normalmente de forma brusca) o clima inadecuado (la musculatura se contrae allí con mayor facilidad). También el estrés profesional y privado se refleja en la musculatura de la nuca, las cefaleas y la limitación de la movilidad. Si existen alteraciones inflamatorias en la región de la columna cervical, debe procurarse evitar los movimientos excesivos hasta que haya desaparecido la inflamación. Durante este tiempo son de gran ayuda los apoyos para la nuca en forma de un collarín suave y, en posición echada, un acolchado que rellene el espacio que queda entre la base y la columna cervical. Hay que tener mucho cuidado con esta región corporal tan delicada cuando se conduzca, también un atril para leer puede ser de gran ayuda. Para prevenir los acortamientos musculares solamente se pueden llevar a cabo movimientos que no perjudiquen la columna cervical, por ejemplo, en agua caliente y reduciendo el peso de la cabeza y la cintura escapular. Por esta razón, los ejercicios siguientes se realizan sentados a una mesa, donde el antebrazo se puede apoyar perfectamente y por completo al lado del tronco.

- El antebrazo descansa en la mesa, sobre una toalla. Con un ritmo agradable mueva el tronco hacia delante y atrás.
- Participan también el brazo apoyado y el hombro correspondiente.
- La amplitud de movimientos alterna entre rápida y lenta, grande y pequeña, y se genera calor.
- Redondee conscientemente la espalda al moverse hacia delante e incorpórela al moverse hacia atrás. Alterne de forma fluida ambos movimientos (figs. 1 y 2).

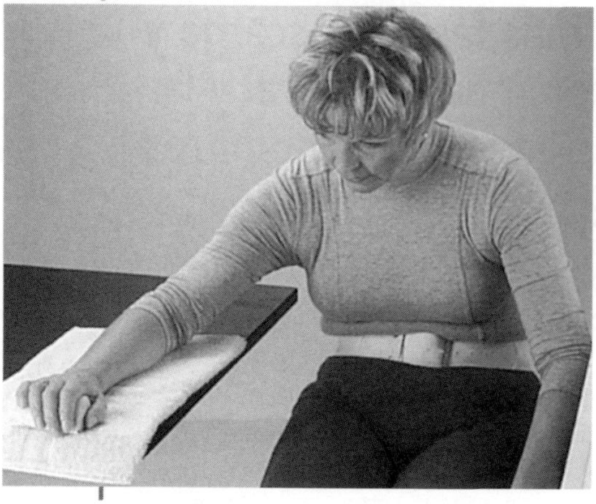

Figura 1

■ Con ambos pies ruede hacia atrás hasta los talones, al estirarse apoye el pie sobre las almohadillas y los dedos.
■ Concéntrese en empujar hacia delante y atrás sin interrupción y con movimiento fluido en un lado del cuerpo.
■ A continuación entrene la otra mitad del cuerpo.
■ Siéntese de cara a la mesa y apoye un antebrazo detrás del otro

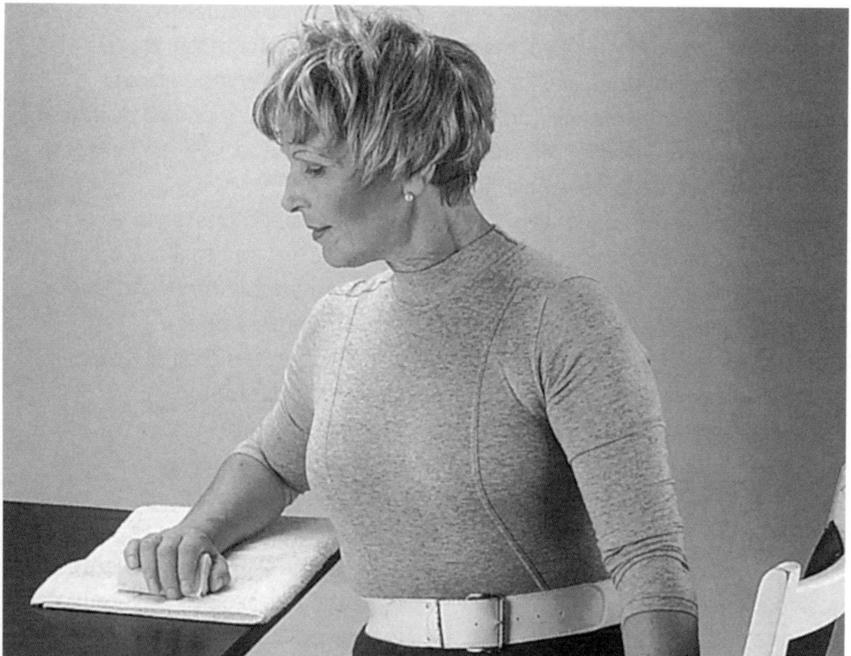

Figura 2

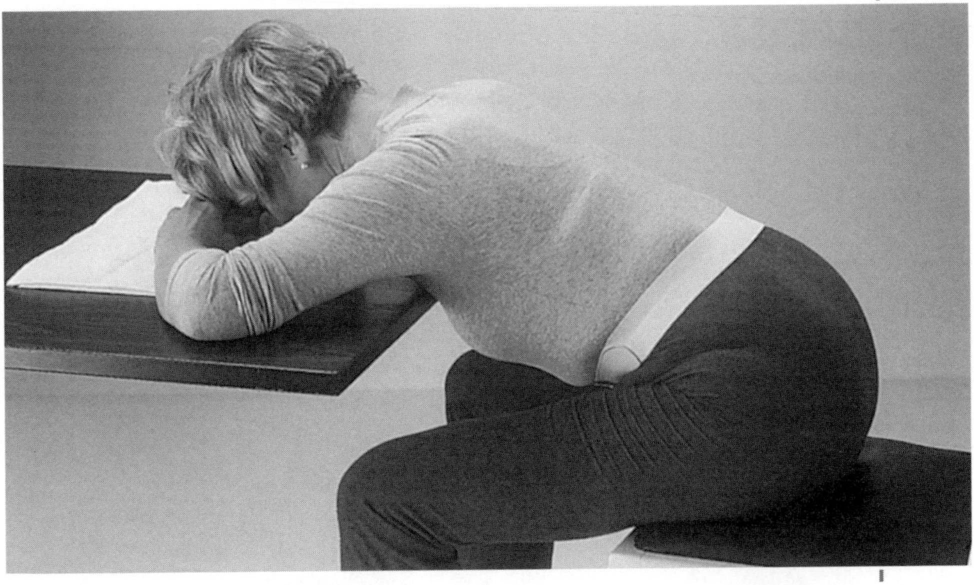

Figura 3

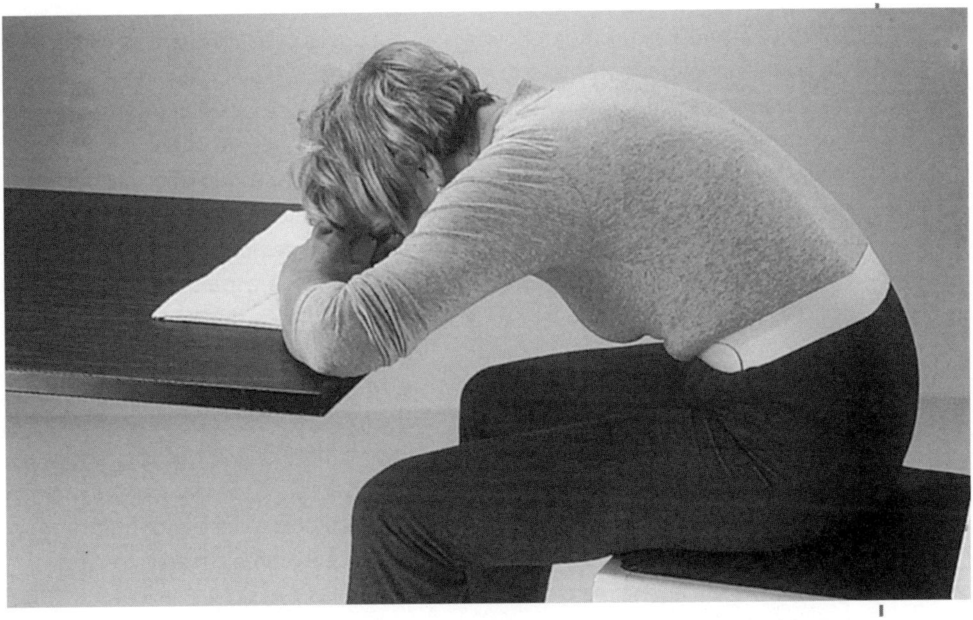

Figura 4

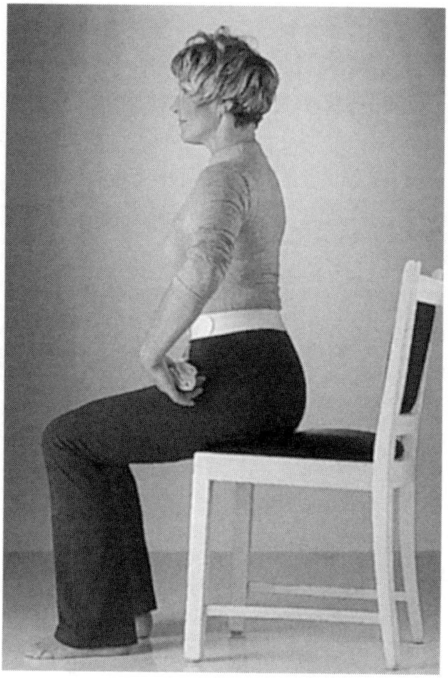

Figura 5

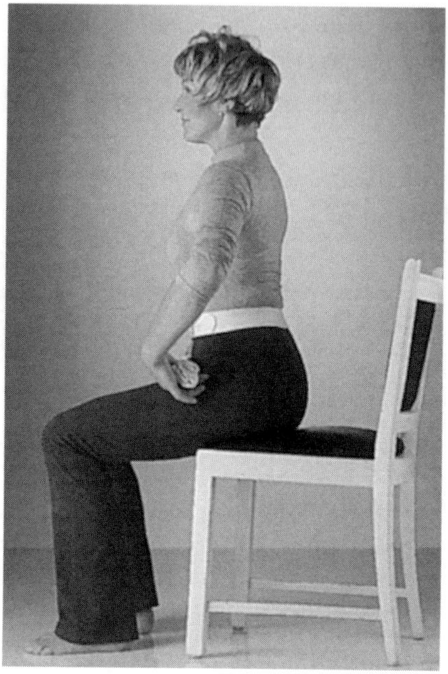

Figura 6

sobre una toalla extendida encima de la mesa: apoye la frente sobre los antebrazos, que empujará hacia delante hasta que note una sensación de estiramiento en la espalda (fig. 3).

- En la misma posición, acerque los antebrazos al tronco, después redondee la espalda (fig. 4).
- A continuación estírese, dejando que la espalda casi cuelgue en la posición final.
- Seguidamente encójase como un gato y estire la región de la columna lumbar y el cóccix.
- Aléjese de la mesa y sujete el cilindro de toalla encima de las rodillas con los brazos despegados del cuerpo: estire de este cilindro en dirección a las caderas y vuelva a empujarlo hacia las rodillas (figs. 5 y 6).
- Cuando acerque el cilindro a las caderas incorpore la espalda, cuando lo aleje redondee la mitad inferior de la espalda. Lo importante es que el movimiento fluya sin dolor.
- Modifique el ejercicio anterior flexionando los codos cuando se incorpore y estirándolos cuando redondee la espalda. Para proteger la articulación del codo, mantenga los brazos cerca del tronco y no olvide las pausas.

Menos es más – cuidar de las articulaciones de los hombros

Realizar los movimientos cotidianos de tal forma que fluyan hacia ellas los estímulos beneficiosos para las articulaciones requiere primeramente reflexión y modificación posterior de las actividades. Piense siempre en que cuando haya calentado bien y hecho ejercicio previamente todo es más fácil. Y tampoco es recomendable rechazar las ayudas. Siempre que haya facilidades, acéptelas.

Es un signo de debilidad humana el querer demostrar constantemente lo fuerte y capaz que se es. Las personas que sufren reuma saben que los sobresfuerzos dañan más las articulaciones que las benefician. Los ejercicios para los hombros se realizan sin carga en posición echada, de pie, sentada en una silla o un taburete. Los balanceos suaves de los brazos cerca del cuerpo (un pequeño peso puede aumentar el estiramiento) proporcionan un movimiento beneficioso de la articulación del hombro. Además de ello, el tronco asume determinados movimientos y gracias a su participación descarga los hombros, por ejemplo, al planchar.

■ Sentado en una silla o taburete, con las piernas paralelas y a una distancia igual a la existente entre las caderas y los pies soportando la misma carga, apoye las manos sobre los muslos y ponga la espalda bien recta.

■ Como si fuera un cajón, empuje el tórax uniformemente hacia el lado derecho e izquierdo. Sin

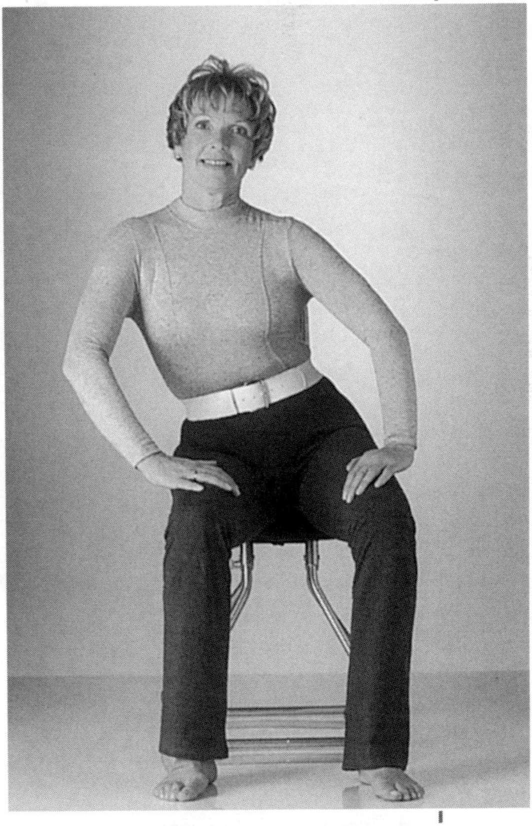

Figura 1

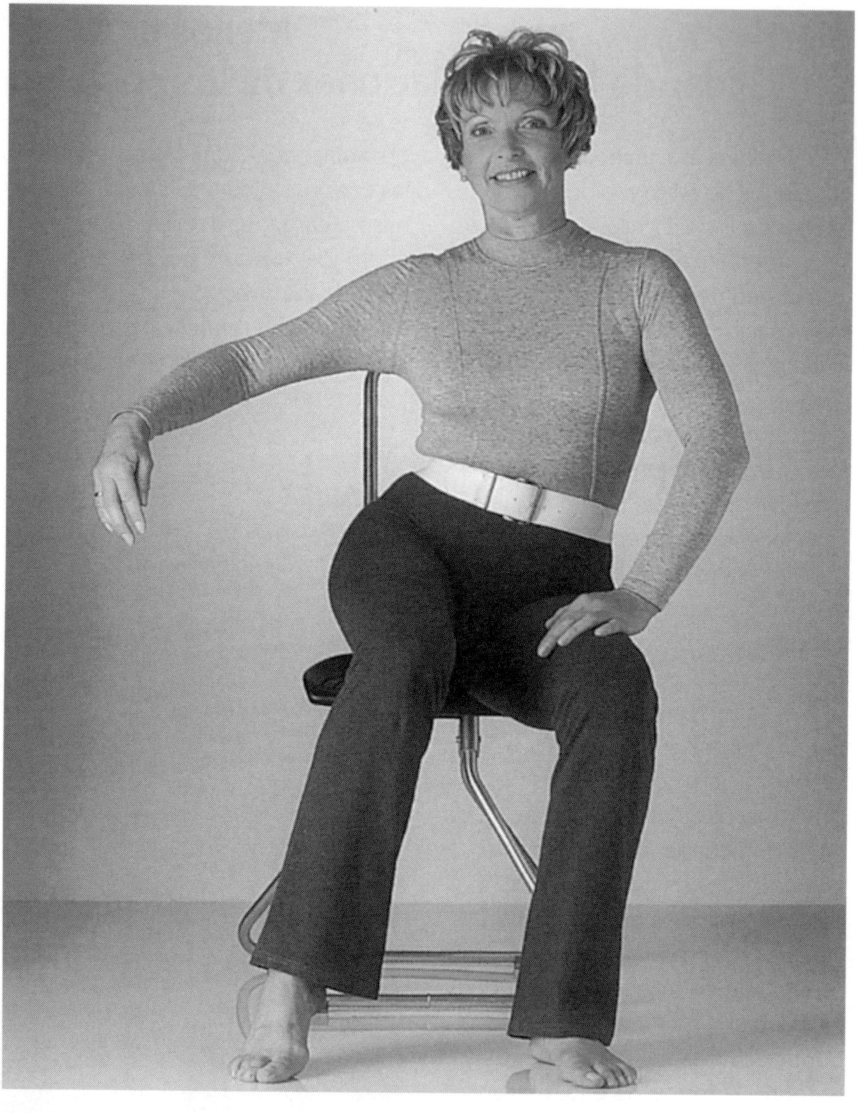

Figura 2

interrupción y con pequeñas amplitudes de movimiento, el tórax se desplaza (fig. 1).

- Con el deslizamiento lateral levante ligeramente la cadera del lado contrario de la superficie de asiento. Cada vez se consigue estirarse más (fig. 2).

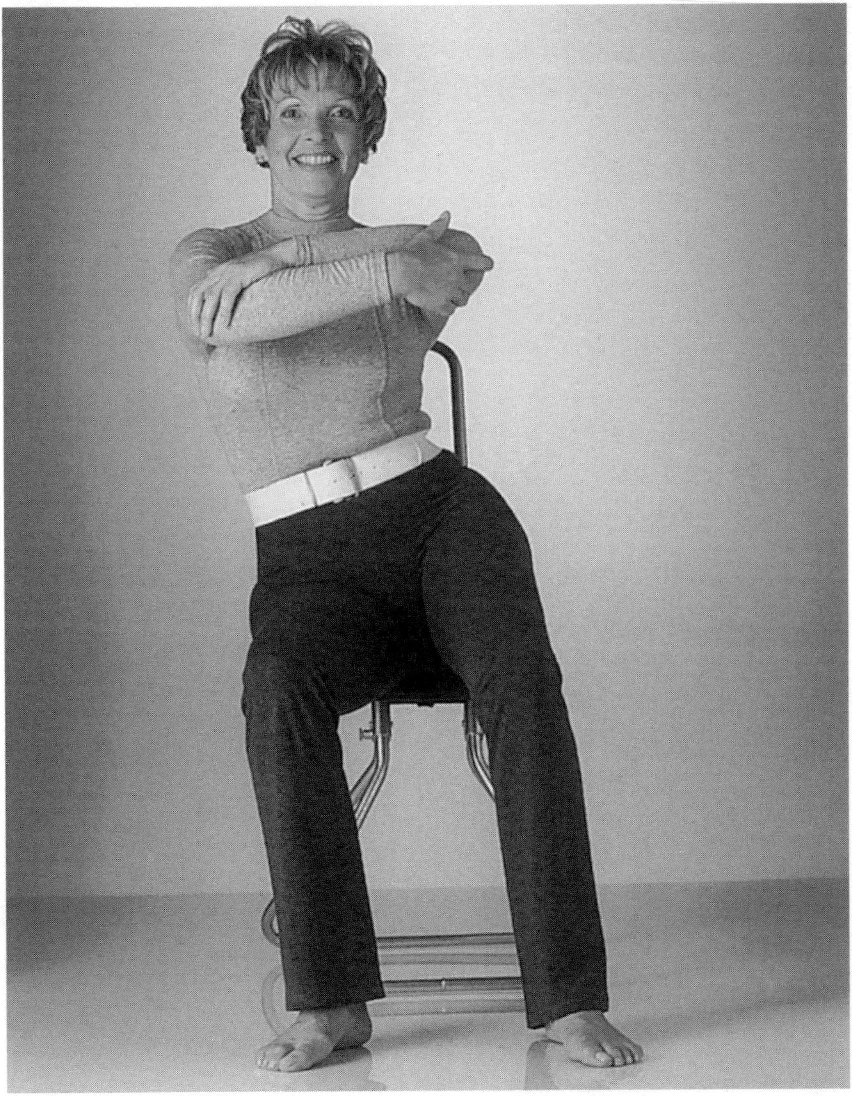

Figura 3

■ Es necesario concentrarse más en la dirección del movimiento cuando sujeta los codos levantados a la altura de los hombros y aumenta el desplazamiento lateral del tronco. Este claro cambio del centro de gravedad también entrena el sentido del equilibrio (fig. 3).

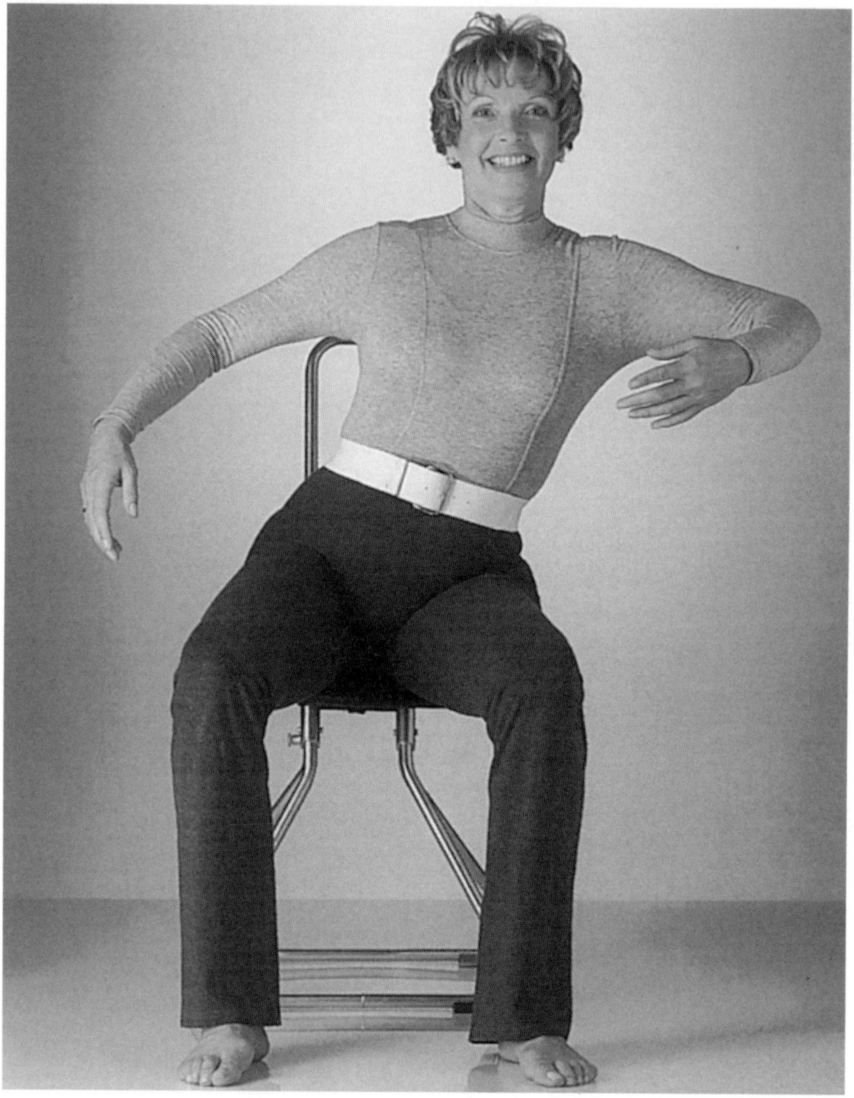

Figura 4

■ Y este sentido también lo necesitará cuando levante la cadera del lado contrario al que se desplazan los codos.

■ El empuje lateral aumenta cuando separa los antebrazos y un brazo flexionado estira del tronco en la dirección del movimiento (fig. 4).

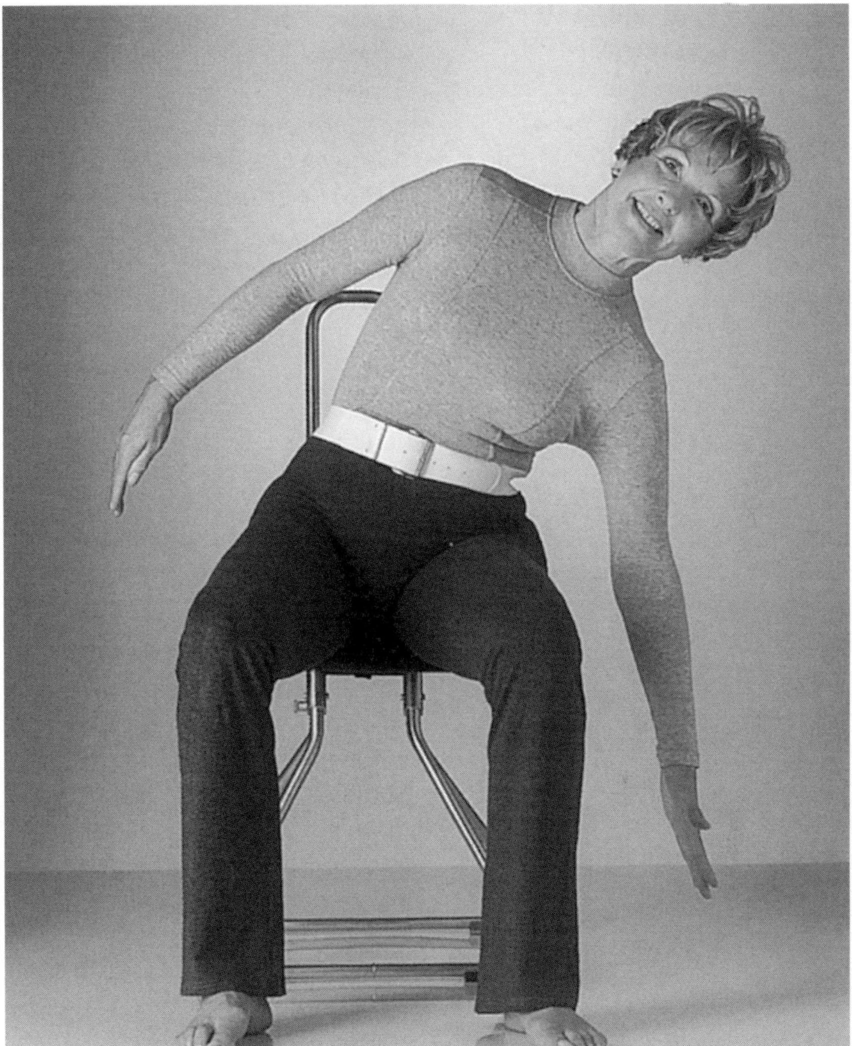

Figura 5

■ Notará más intensamente el estiramiento del costado cuando presione la cadera del lado contrario al mismo tiempo contra el asiento. Con los brazos separados y un movimiento fluido mejorará la flexibilidad del tronco para descargar aún más los hombros.

■ Los brazos estirados se balancean relajados al lado del tronco. A medida que aumenta la inclinación lateral del tronco la mano se acerca cada vez más al suelo; notará el peso del brazo. Sepárelo ligeramente, manténgalo en la posición final e incorpore el tronco en línea vertical. La carga sobre la articulación del hombro es pequeña y al mismo tiempo se percibe un claro estiramiento del costado del lado contrario (fig. 5).

■ Después de la inclinación lateral, busque siempre la postura incorporada correcta (en línea vertical con piernas con ejes correctos).

■ Al cabo de varias repeticiones pruebe un cambio fluido hacia el lado contrario.

Se recomienda realizar este ejercicio siempre delante de un espejo al principio para que no se produzcan errores de postura.

■ A medida que tenga más seguridad en la realización del movimiento, cambie con más frecuencia de un lado a otro.

■ Póngase de pie de forma estable y repita todos los ejercicios aprendidos hasta el momento. Procure que la posición de la cadera sea estable y no se produzcan movimientos no deseados (fig. 6).

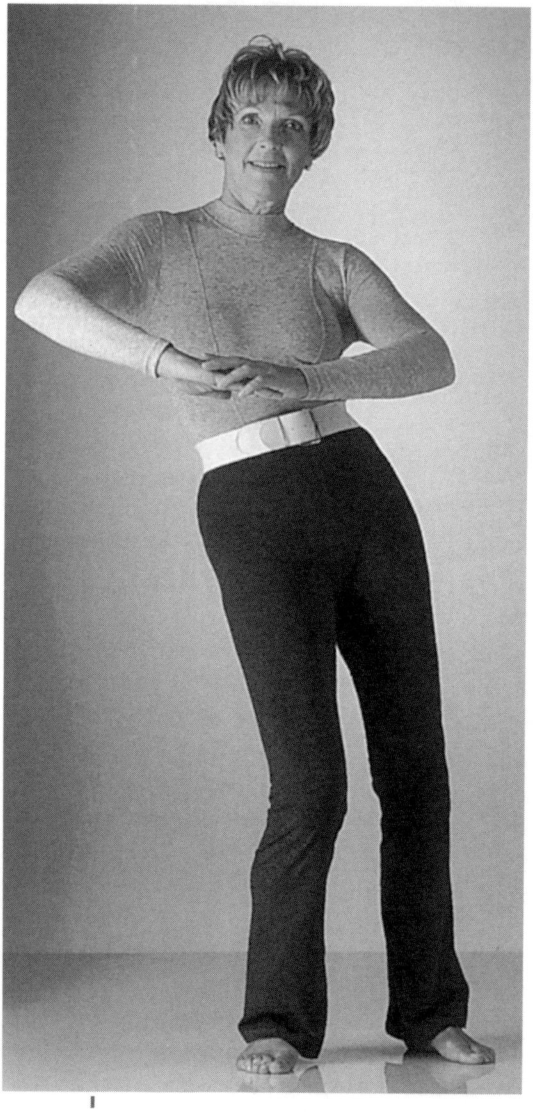

Figura 6

En la vida cotidiana, aplique lo aprendido a la hora de planchar: Coloque la tabla de planchar a la altura correcta. Apóyese de forma uniforme sobre ambos pies y empuje la plancha hacia delante y atrás utilizando también el tronco. Una alternativa beneficiosa a la postura de pie es la postura en cuclillas, que permite sentarse sin tener que flexionar excesivamente la cadera. Debe reservarse algún tiempo para cambiar de costumbres y forma de pensar en beneficio de la descarga perceptible y el cuidado de la articulación del hombro.

Agotar la energía en la posición de escalera

El ser humano se apoya durante toda su vida sobre dos superficies relativamente pequeñas. La cantidad de energía y fuerza que hace falta para ello se aprecia especialmente cuando los trastornos del sistema de ejes sufren un desequilibrio. Sentir el cuerpo a tiempo y antes de que ya esté deformado es el objetivo de la prevención, la cual debe actuar antes de que el daño de las articulaciones sea irreversible, al menos a tiempo para retardarlo.

Toda persona puede aprender a controlar su capacidad de movimiento y entrenarse de una forma que no dañe las articulaciones. Por ello, es especialmente importante que las molestias de causa poco clara sean estudiadas de inmediato. Solamente así es posible elaborar un plan de tratamiento y comportamiento que prevenga las deformaciones y sirva para proteger las articulaciones.

Si la enfermedad ya está muy avanzada, el entrenamiento de la movilidad sirve para el tratamiento de las deformidades y el aprendizaje de otras formas de movimiento con el fin de alcanzar la meta deseada. Por tanto, nunca es demasiado para actuar.

La fatiga es con frecuencia la causa por la cual se pierde el control sobre los movimientos. La práctica de la posición en decúbito supino ayuda a obtener energía nueva gracias a la posición de las articulaciones relativamente beneficiosa.

- De la forma que ya se ha descrito en varias ocasiones se podrá echar en el suelo con la ayuda del apoyo sobre una mesa, la posición de caballero orante, la posición sentada de costado y finalmente el decúbito supino.
- En el suelo, estire enérgicamente ambas rodillas y estire las articulaciones de la cadera.
- Apoye ambas pantorrillas sobre un bloque de gomaespuma o un taburete, la espalda se apoya por completo en el suelo.
- De forma alterna, presione ambas pantorrillas sobre la base.
- Cada vez que ejerza presión, se levantará la cadera del mismo lado (fig. 1).
- De esta forma cambiará sin interrupción de un lado a otro.
- A ello se sumará la inclinación lateral del tronco: presión de la pantorrilla izquierda, levantamiento de la cadera izquierda y acercamiento del hombro izquierdo.
- Alterne constantemente los lados, pero siempre apoyando bien la espalda en el suelo (fig. 2).

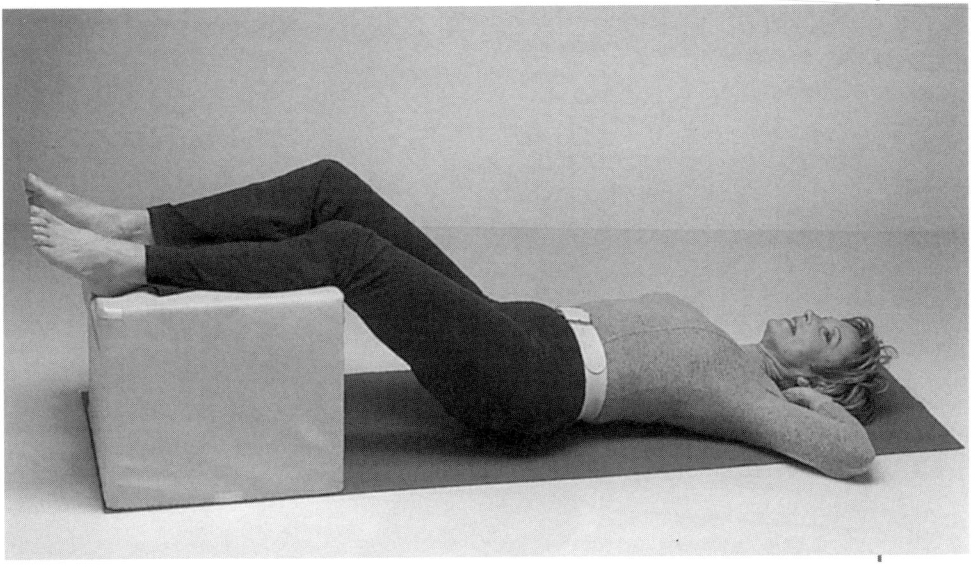

Figura 1

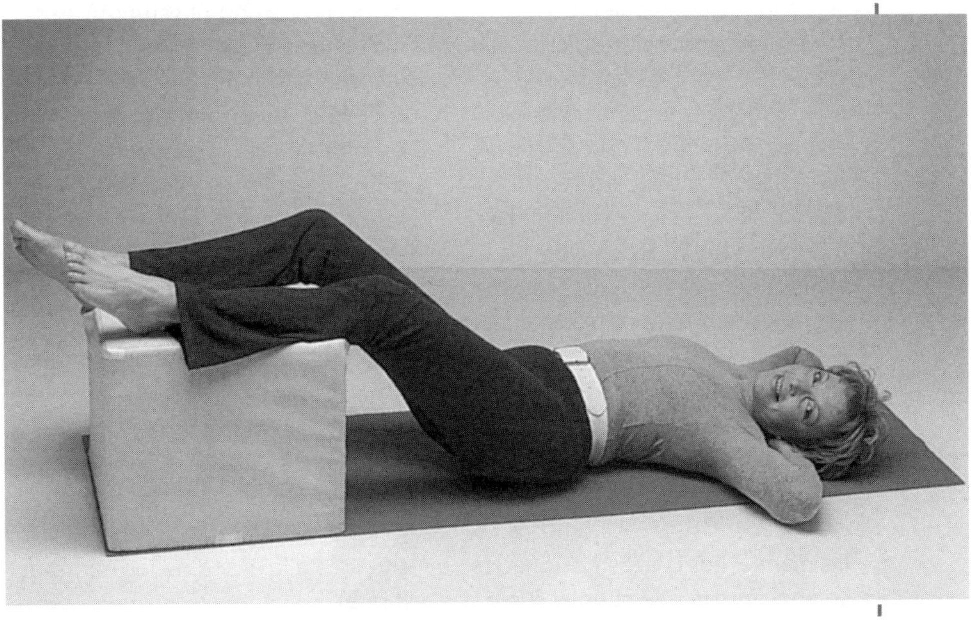

Figura 2

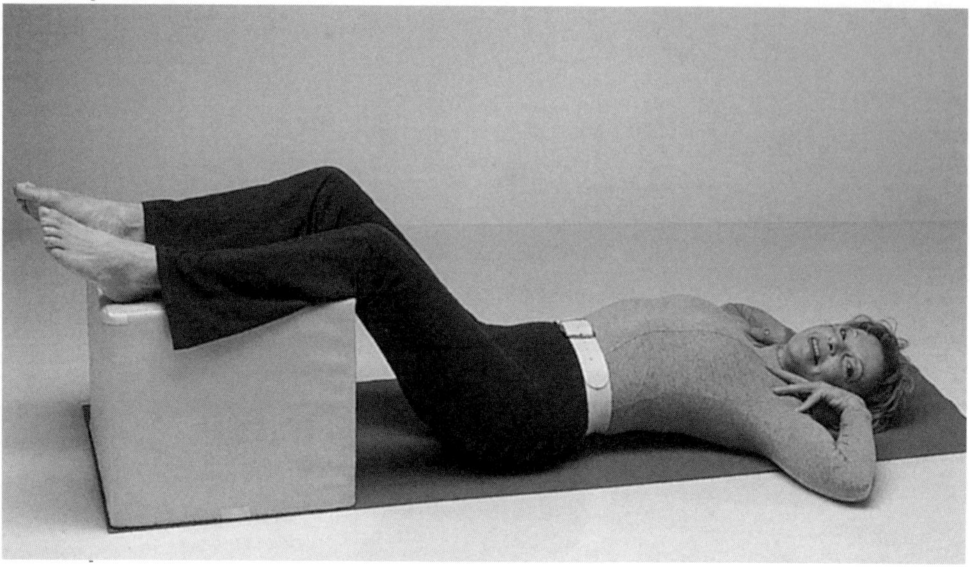

Figura 3

■ Mueva la cabeza en la misma dirección del movimiento y muévase como una serpiente sobre el suelo.

■ Para mejorar la capacidad de estiramiento de las articulaciones de cadera y rodilla, estire ambas piernas en el suelo. Estírese con fuerza. En cada fase de estiramiento flexione los pies y estire las piernas empujando desde los talones.

■ Intente realizar todos los ejercicios desde la posición de escalera en la posición actual.

■ Adopte la posición de escalera de nuevo y sujete los hombros con las manos. Los brazos flexionados se apoyan con fuerza en el suelo. Presione con los brazos con más fuerza contra el suelo y note cómo al mismo tiempo el esternón se eleva hacia el techo, cómo se incorpora (fig. 3).

■ En la dirección contraria, la espalda se acerca al suelo.

■ En ángulo recto con respecto a los hombros se flexionan los brazos en posición paralela. De nuevo compruebe cómo la espalda queda presionada contra el suelo, mientras los hombros se mantienen alejados (fig. 4).

■ Abra ahora los brazos flexionados en ángulo recto y apóyelos en el suelo. En esta posición de U los codos están situados a la altura de los hombros (fig. 5).

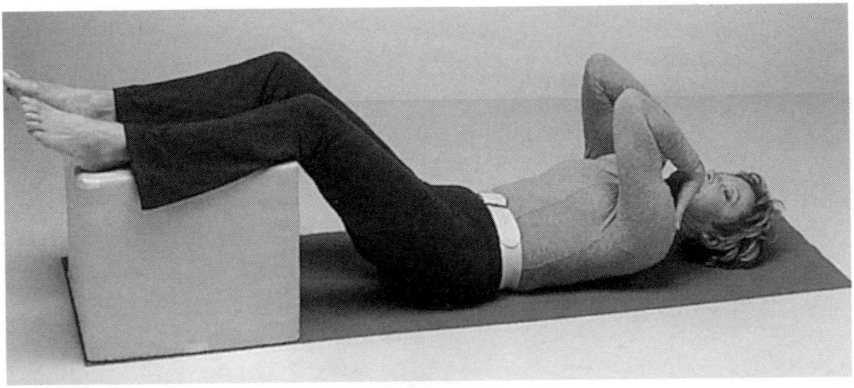

Figura 4

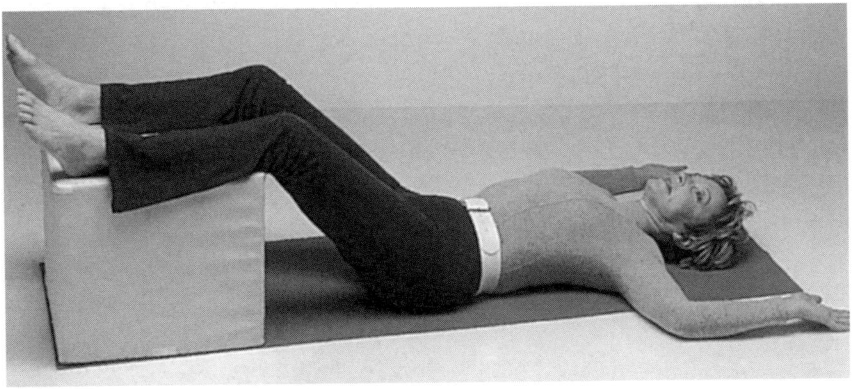

Figura 5

- Note cómo se levanta el esternón y la espada se separa del suelo.
- Repita estos movimientos de apertura y cierre. Perciba la mayor facilidad con la que puede realizarse el ejercicio y el calor en la musculatura ejercitada.

En la vida cotidiana, la dirección del movimiento (en relación con el cuerpo) suele ser diagonal: por ello, empuje el brazo flexionado en ángulo recto en dirección al techo y al mismo tiempo presione la pantorrilla izquierda contra el

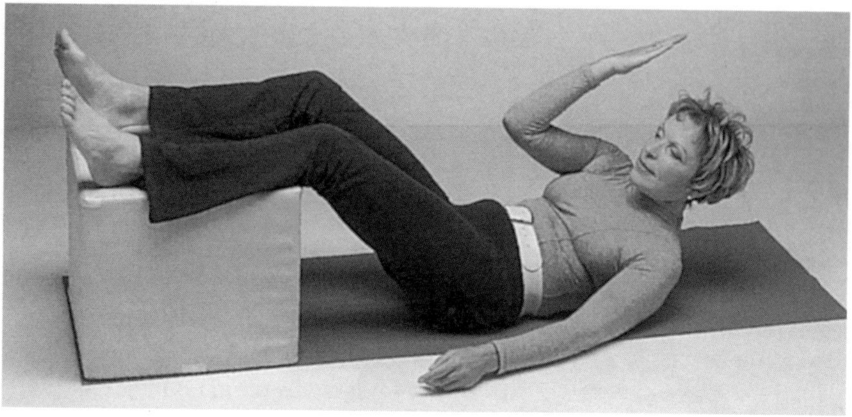

Figura 6

acolchado. Al cabo de varios intentos hacia derecha e izquierda combine ambas direcciones formando un movimiento armónico (fig. 6).

Movimiento en todas partes – con o sin aparato de mano

Con frecuencia, los dolores articulares nos conducen hacia una actitud pasiva, a evitar el dolor. Estas posturas antálgicas, fruto del estado de la cápsula articular, no siempre se corresponden con la postura más beneficiosa para realizar el movimiento. La rigidez de la musculatura circundante o también las inflamaciones producen finalmente el acortamiento del tejido, el cual dificulta o hace imposible los movimientos necesarios para la vida cotidiana, como peinarse.

Cualquier cambio en la tensión muscular produce tarde o temprano un desequilibrio muscular del cuerpo y se refleja en la postura. Por tanto, aunque en el estadio de dolor agudo en una articulación es conveniente tomar medidas que no la sometan a una carga excesiva, todas las demás articulaciones deben ser utilizadas de forma normal. De forma indirecta, su actividad y la irrigación correcta tienen una influencia positiva sobre la articulación dolorosa, por lo menos en lo referente al retraso del proceso de anquilosamiento. ¡Siempre es posible hacer ejercicio en todo momento y en cualquier lugar! Tenga en cuenta que no debería estar acostado más de 8 horas seguidas ni tampoco estar sentado durante un intervalo superior a las 4 horas. ¡Le queda mucho tiempo libre para hacer ejercicio!

- Póngase de pie con frecuencia pero siempre andando seguidamente.
- Estire las articulaciones de rodillas y caderas.
- Incorpore la columna vertebral, algo muy importante sobre todo para las personas con una actividad sedentaria.

Los dolores en cabeza, nuca y hombros, la sensación de entumecimiento en dedos y brazos, dolores en el pecho y pinchazos en la zona del corazón, dolores lumbálgicos y calambres en las pantorrillas pueden ser tratados siempre mejorando la postura de trabajo, la cual debería ser la siguiente: cabeza erguida, mentón hacia atrás, hombros relajados empujados hacia atrás, esternón recto, pelvis inclinada hacia delante, muslos separados y pies ligeramente girados hacia fuera.

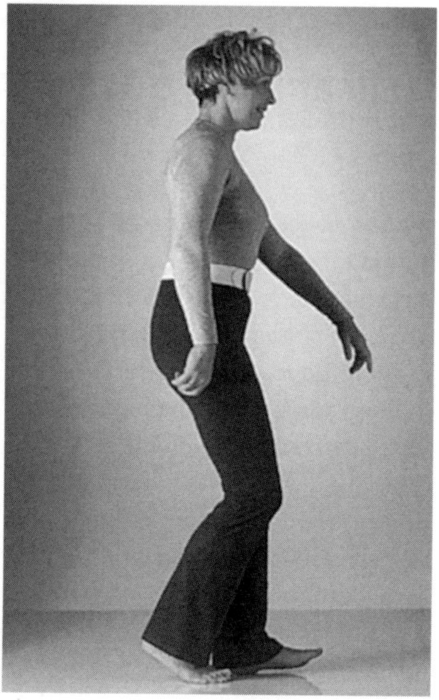

Figura 1

■ Apoye los pies en el suelo a una distancia equivalente a la existente entre las caderas o colóquelos en posición de paso.

■ Haga rodar las plantas de los pies desde el talón a la punta y de nuevo hacia atrás, flexionando ligeramente las rodillas al mismo tiempo.

■ Haga participar las articulaciones de las caderas y la columna lumbar en el movimiento y realice un movimiento de balanceo (fig. 1).

■ Finalmente balancee también la columna cervical, dorsal y la cabeza al mismo ritmo.

■ En posición sentada, sujete un paraguas, un cilindro de cartón grueso, o una barra de un diámetro adecuado para las manos reumáticas, con ambas manos y apóyelo cruzado sobre los muslos. Acérquelo hacia las caderas redondeando para ello la espalda, la cual se incorpora al alejarlo de nuevo (fig. 2).

■ Permita que toda la columna acompañe el movimiento, lo cual hará que los hombros participen involuntariamente.

■ Acerque el paraguas una vez hasta la cadera derecha, seguidamente hacia la izquierda.

■ Empuje al mismo tiempo el hombro derecho y el izquierdo hacia delante y atrás.

■ Como si estuviera remando, redondee, incorpore y gire el tronco (fig. 3).

■ Cuanto más mueva el hombro, mayor flexibilidad conseguirá.

■ Cuanto más tiempo realice esta actividad, más ligero se sentirá.

■ Empuje ahora el paraguas con impulso más allá de las rodillas, estire bien la espalda y acerque de nuevo el paraguas a las caderas redondeando para ello la espalda.

■ Cambie la posición de los pies adoptando la posición de paso, colocando para ello el pie posterior al lado de la silla mientras sigue empujando el paraguas.

■ Con un nuevo impulso adopte la posición de pie.

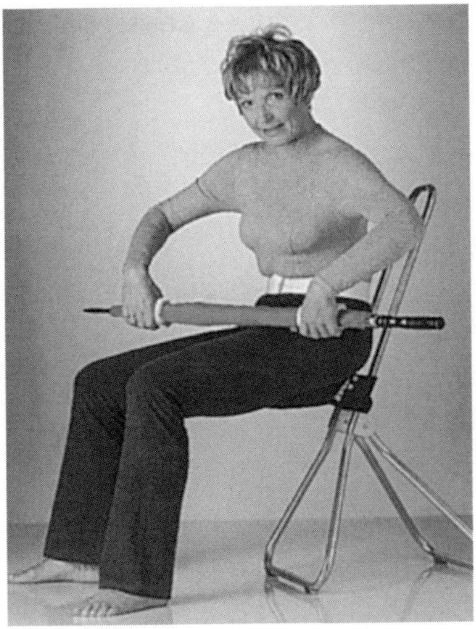

Figura 2

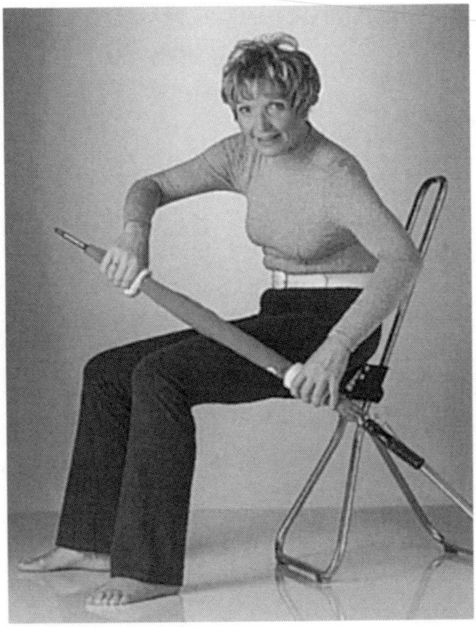

Figura 3

■ Con los pies paralelos, estire las articulaciones de cadera y rodilla y contraiga con fuerza los músculos de las nalgas.
■ Finalmente, relaje la musculatura y encuentre el equilibrio sobre las plantas de los pies.

Respire con tranquilidad y sonría un poco, ya que entonces todo irá mejor.

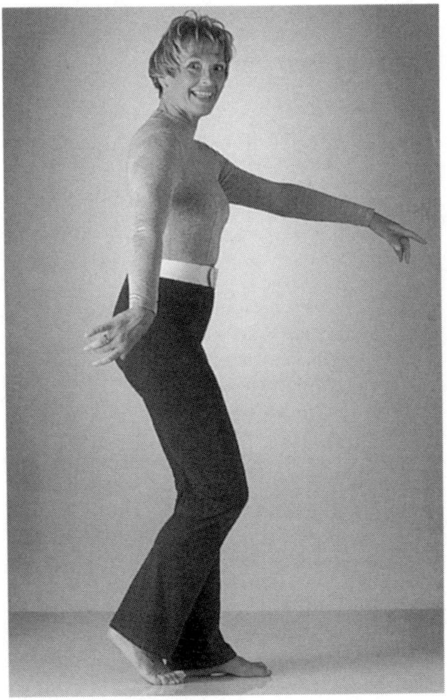